RECHERCHES

SUR

LA TRACHÉOTOMIE

PAR

Jules-Henri MOREAU,

Docteur en médecine de la Faculté de Paris,
Ancien interne de l'hôpital Saint-André de Bordeaux,
et aux hospices de Pellegrin (variole de 1875),
Ancien aide de clinique chirurgicale.
Lauréat de l'École de médecine de Bordeaux.

PARIS

V. A. DELAHAYE ET Cᵉ, LIBRAIRES ÉDITEURS,

PLACE DE L'ÉCOLE-DE-MÉDECINE.

1877

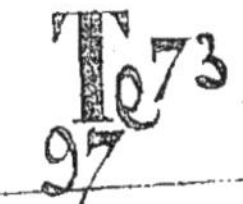

RECHERCHES

TRACHÉOTOMIE

RECHERCHES

SUR

LA TRACHÉOTOMIE

PAR

Jules-Henri MOREAU,

Docteur en médecine de la Faculté de Paris,
Ancien interne de l'hôpital Saint-André de Bordeaux,
et aux hospices de Pellegrin (variole de 1875),
Ancien aide de clinique chirurgicale.
Lauréat de l'École de médecine de Bordeaux.

PARIS

V. A. DELAHAYE ET Cᵉ, LIBRAIRES-ÉDITEURS,

PLACE DE L'ÉCOLE-DE-MÉDECINE.

1877

A BORDEAUX

ma ville natale.

A MON PÈRE

A MA MÈRE

A MA SŒUR

A MES ONCLES :

JULES MOREAU

PAUL MOREAU

LÉON OULIÉ

A MA FAMILLE

A MES AMIS

Moreau.

PREMIÈRE PARTIE.

INDEX BIBLIOGRAPHIQUE.

Bretonneau. De la diphthérite, 1826.

Porter (W. H.) On the surgical pathology of the larynx and trachea, 1826.

Bricheteau. Précis analytique du croup, 1827.

Callen (W.). Edinburgh medical and surgical journal, 1827.

Archives générales de médecine, 1827.

Blache : *in* Arch. gén. méd., 1828.

Journal des Progrès des sciences méd., 1828.

Luders. Journal de Graefe et Walther, 1829.

Velpeau. Médecine opératoire, 1832.

Hussenot. Croup et trachéotomie (thèse), 1833.

Journal des Connaiss. médico-chirurg., 1833, 1834, 1835, 1836.

Aussaudon. Thèse, 1834.

Boulin. Thèse, 1835.

Hache. Thèse, 1835.

Henke. Handbuch der Kinderkrankheiten, 1837.

Monneret.
de la Berge. } Compendium de méder, pratique, 1837.

Barth. Archives générales de médecine, juillet, 1838.

Gromier. Thèse, 1838.

Gendron. Arch. gén. de méd., 1839.

Bricheteau. Bull. de l'Acad. de méd., 1839.

Gaultier de Claubry.
Robert. } Bull. Acad. méd., 1840, IV, p. 177.

Lenoir. Thèse, 1841.

Lœwenhart. Med. Zeit v. Verein fur Heilkünde in Preussen, 1841.

Boudet. Arch. gén. de méd., 1842.

Bell (Ch.). *in* Annali universali d'Omodei, t. LIV.

Blandin. Dict. méd. et chir.

Boyer. Maladies chirurgicales.

Carmichael. Account of the operations.

CRAMPTON. Transactions of physicians in Ireland.
COOPER (S). Dict. de chirurgie.
GUERSANT. Dict. de médecine.
LAWRENCE. Méd. chirurg. transact., t. VI.
PELLETAN. Clinique chirurg.
ROYER-COLLARD. Grand Dictionnaire.
TROUSSEAU. Dict. de médecine.
TROWBRIDGE. London med. and phys. Journal, t. LII.
COOK. Thèse, 1843.
RUFZ (Croup à la Martinique). Gaz. med. Paris, déc., 1843.
JOUSSET. Arch. gén. de méd., p. 401, 1844.
GARIN. Thèse, 1844.
VAUTHIER. Arch. gén. de méd., t. XVII et XIX, 1848.
MASLIEURAT-LAGEMARD. Bull. Acad. méd., t. XVII, p. 62, 1851.
BONNARD. Thèse, Paris, déc., 1851.
Union médicale, 1851.
DUPUY. Journal de méd. de Bordeaux, 1852.
VALTER. Med. corresp. Blatt., 1852.
BRETONNEAU et TROUSSEAU. Gaz. méd., 1852.
LETIXERANT. Thèse Paris, 1852.
BATAILLE. Thèse Paris, 1853.
Gazette médicale. Paris, 1853.
AXENFELD. Thèse Paris, 1853.
GUERSANT. Mém. Soc. chirurg. Paris, 1853, t. III, p. 131.
CHASSAIGNAC. Gaz. méd. de Paris, 1853.
SALMONI. Gaz. méd. Toscana, 1854.
ARCHAMBAULT. Union médicale, 1854.
SANTLUS. Journal of Kinderk, 1854.
CHASSAIGNAC. Leçons sur la trachéotomie, 1855.
SAMTER. Traitement du croup, 1855 (L'auteur préconise le sulfate de
     cuivre et il a recours à la trachéotomie quand les vomissements
     ne se produisent plus sous l'influence de cette médication.)
Arch. gén. de méd., 1855, 5e série. t. V, p. 257.
LASÈGUE. Arch. de méd., 1856, 5e série, t. VII, p. 337.
DUJARDIN. Observ. d'œdème de la glotte, 1856, guéri par la trachéo-
     tomie.

EDWARDS. Edinburgh médical journal, 1856 et 1862.
LOISEAU. Bull. Acad. méd., t. XXII.
Bulletin de thér peutique, 1857, t. LII, p. 138.

Chassaignac. Gaz. méd. Paris, 1857, p. 767.

André. Thèse Paris, 1857.

Thibault. Thèse Paris, 1857.

Lasègue. Archiv. méd., 1858.

Trousseau. Bull. Acad. méd., 1858.

Gros. Bull. de thérapatique, 1858, t. LV, p. 219.

Gazette médicale de Paris, 1858.

Millard. Thèse Paris, 1858.

Journaux de médecine, 1858.

Duhomme. Thèse Paris, avril 1859.

Roger. Bull. Acad. méd., 1859, t. XXIV, p. 668.

Radat. Gaz. méd. de Strasbourg, 1859.

Ménocal. Thèse Paris, 1859.

Peter. Thèse de Doctorat, 1859.

Fock. Gaz. méd. de Paris, 1860.

Roser. Arch. f. phys. Heilk., 1860.

Métivier. Thèse, 1860.

Garnier. Thèse, 1860.

Barbosa. Etude sur le croup. Lisbonne, 1863.

   — Mémoire sur la trachéotomie, 1863.

Bouvier. Bull. Acad. de méd., 1862, t. XVII.

Union médicale, 1862,

Gaz. méd. de Paris, 1862.

Ledru. Gaz. hebd. de méd. et de chir., 14 fév. 1862.

Barthez. Gaz. hebd. de méd. et de chir., 1862.

Gaz. méd. de Paris, 1863.

Guichard. Bull. de la Soc. méd. de Besançon.

Gaz. hebd. de méd. et de chir., 1863.

(Des lésions bronchiques et pulmonaires et particulièrement de la
bronchite pseudo-membraneuse et de la broncho-pneumoni
dans le croup. Peter, 1863 (in Gaz. hebd.).

Delore. Opér. du croup et suites. Paris, 1863 (L'auteur signal
l'asphyxie due à l'aplatissement du conduit aérien trop peu
résistant chez le très-jeune enfant).

Pouquet. Thèse Paris, 1863, n° 127.

Fischer. Thèse Paris, 1863, n° 159.

Fischer. {
Bricheteau. { Traitement du croup, 1863.

Guersant. Bull. de thérapeutique, 1864, t. LXVI.

Peter. Gaz. hebd. de méd. et de chir., 1864.

Gaz. méd. de Paris, 1865.

Coulon. Paris, 1865.

Isambert. Bull. Soc. méd. des hop., juin 1867, 2e série, t. IV, p. 180.

Peter. Bull. Soc. méd. des hop., 2e série, 1867, t. IV, p. 191.

Archambault. Bull. Soc. méd. des hôp., 1867.

Bourdillat. Bull. Soc. méd. des hôp., 1867, 2e série, t. IV.

Calvet. Revue médicale de Toulouse, 1867.

Boeckel. Thèse Strasbourg, 1867.

Sanné. Thèse Paris, 1869.

Kuhn.
Obédenare. } Thèse, 1869.

Planchon. Thèse, 1869.

Verneuil. Acad. de méd., 22 avril 1872.

Voltolini. Klinische Wochenschrift. Berlin, 1872, n° 41.

Bourdon. Trach. par le galvano-caut., 1873. Arch. gén. de méd.

Muron. Gazette médicale, 1873.

Mémoires de la Soc. de chir., 1874.

Gazette des Hôpitaux, 1874.

Héral. Thèse, 1874.

St-Germain. Soc. de chir., 1875.

Monod. Thèse d'agrégation, 1875.

Gazette des Hôpitaux, 1876.

Amussat. De la galvano-caustique thermique, 1876

Gazette des Hôpitaux, 1876.

Boissier. Thèse, 1877.

Poinsot. Trach. par le thermo-cautère, 1877.

Bull. Soc. de chir., 1877.

Bordeaux-médical, 1877.

Rizzoli. Mémoires de chirurgie.

Trousseau. Cliniques.

Jaccoud. Dictionnaire : art. croup (1).

St-Germain. Leçons sur la trachéotomie.

Richet. Anatomie chirurgicale.

Follin. Pathologie externe.

Guérin. Medecine opératoire.

Dubrueil. Médecine opératoire.

Sédillot et Lecouest. Médecine opératoire.

Malgaigne (Revu par Lefort).

---

(1) Une partie de cette bibliographie a été empruntée à M. Jules Simon).

RECHERCHES

SUR LA

TRACHÉOTOMIE

> On a presque toujours pratiqué la trachéotomie chez des sujets dans un état désespéré. Or, qui ne voit qu'un seul succès dans de semblables circonstances en vaut une multitude d'autres obtenus dans les conditions favorables où se trouvent les malades traités par les moyens ordinaires.
>
> (Valleix.)

Le sujet que nous avons entrepris a été traité bien souvent et par des personnalités autrement autorisées que la nôtre. De nombreuses discussions ont eu lieu au sein des sociétés savantes, où l'utilité de la trachéotomie a souvent été contestée, où des modifications nombreuses ont été proposées dans le manuel opératoire. Les journaux de médecine ont donné la publicité à des observations diverses; une certaine quantité de thèses ont consigné les résultats fournis par l'opération dans les différentes affections pour lesquelles elle avait été pratiquée. Chacun a traité un point de vue spécial.

Nous avons cru qu'il serait bon dans l'intérêt de la science, de réunir les faits épars et d'en déduire des considérations pratiques, tendant à étendre les services que peut rendre la médecine à l'humanité. On nous pardonnera donc d'avoir insisté sur un point, dont on a déjà tant parlé, et dont Revillod entretenait les savants il y a quelques jours à peine au Congrès périodique international des sciences médicales de Genève. C'est un sujet important et qui est encore à l'ordre du jour.

Nous avons divisé notre thèse en deux parties principales : une première dans laquelle nous plaçons l'historique, la bibliographie et les statistiques ; et une seconde où nous traitons des divers procédés opératoires. Notre index bibliographique n'est pasabsolument complet. En faisant l'histoire de la trachéotomie, et en donnant la liste des observations et des résultats que nous avons recueillis un peu partout, nous comblons certaines lacunes qu'on pourrait y trouver. Du reste, les trois subdivisions de notre première partie, se complètent mutuellement l'une l'autre.

Dans notre seconde partie, nous avons cru bon, avant de nous étendre spécialement sur la trachéotomie, de dire quelques mots des différentes espèces de bronchotomie qui ont été proposées pour la remplacer. Nous avons aussi donné une liste des instruments divers qui ont été imaginés pour cette opération.

Il n'y a rien de nouveau dans ce travail. Nous espérons néanmoins qu'on voudra bien nous tenir compte de nos efforts pour être utile.

I. — Historique.

La trachéotomie (τραχεια, trachée, τομη, section) est une opération chirurgicale dans laquelle on établit une communication entre la trachée et l'extérieur, au-dessous du larynx (Littré et Robin). On l'exécute dans tous les cas où l'air ne peut pénétrer suffisamment dans les cavités pulmonaires. Comme nous allons le voir bientôt, ce n'est pas toujours à la trachéotomie qu'on a eu recours pour atteindre ce dernier but.

Cette opération n'est pas une invention nouvelle — *Nil novum sub sole* — Mais les médecins contemporains, surtout les médecins français, peuvent largement revendiquer l'honneur de l'avoir propagée, d'en avoir modifié le manuel opératoire, enfin de l'avoir mise au véritable rang qu'elle doit occuper, en prouvant par de nombreuses observations et de nombreuses statistiques, combien était peu fondé le préjugé des anciens praticiens, qui se croyaient presque obligés d'y renoncer *propter infamiæ metum*.

On peut diviser comme l'a fait Barbosa, de Lisbonne (Mémoire sur la trachéotomie dans le traitement du croup, *Gazette médicale* de Paris, 1865, p. 145), l'histoire de la trachéotomie en trois époques.

La première commence un siècle avant notre ère, à Asclépiade, et s'étend jusqu'à la première moitié du XVIIIe siècle.

La seconde commence à Home et va jusqu'au commencement du siècle actuel.

La troisième enfin, commence avec Bretonneau et se continue avec Trousseau et les modernes.

1re *époque.*—Hippocrate, à qui l'on fait tout remonter, n'a pourtant parlé dans son livre (de Morbis 3 cap. 10) que d'un tuyau à introduire dans la gorge dans les cas de suffocation. Asclépiade, au dire de Galien (Introd. C. 13), l'inventeur de la bronchotomie, la pratique dans un cas d'angine suffocante. Cœlius Aurélianus et Arétée, parlent avec mépris de cette opération, qu'Antyllus remet en honneur quelques siècles plus tard. Sans incision préalable des téguments, il ouvrait la trachée en travers entre le troisième et le quatrième anneau, puis se servait de deux crochets pour maintenir la plaie béante. C'est, du moins, ce que nous apprend Paul d'Egine. Quoi qu'il en soit, les Arabes parlent de cette opération avec répugnance. Cependant, Rhazès (900) prétend l'avoir vu pratiquer par Ancilisius. Abulcazem de son côté combat le préjugé de la non-cicatrisation des plaies de la trachée, et en 1250, Ebn-Zohr (Avenzoar) expérimente sur une chèvre.

Cette opération tomba dans l'oubli lors de la décadence des sciences au moyen âge. Toutefois, d'après Freind, Guillaume de Salicet la pratiqua plusieurs fois. Pierre d'Albano, à son tour, conseille d'opérer dans l'angine suffocante. Roland, au xiiie siècle, dit avoir pratiqué la laryngotomie pour des abcès du larynx, et cette dernière est recommandée par Guy de Chauliac, en 1363.

Enfin, parmi les modernes, Ant. Musa Brassavola

(1546) est le premier qui la pratique, et avec succès, dans un cas désespéré (*thèse de Cook*).

Houilliet en 1552, fait le premier usage d'une canule. Il recommande de diviser la peau verticalement et de ne pas inciser les muscles. Ambroise Paré opère transversalement avec une lancette courbée appelée *bistorie*. Il se garde bien de toucher à la substance cartilagineuse. (Remarquons en passant que c'est la première fois qu'il est fait mention dans le langage médical, du mot bistouri). La bronchotomie reçoit une sanction définitive par les travaux de Fabrice d'Aquapendente (xvi⁰ siècle). Il pratique une incision longitudinale à la peau, écarte les muscles et dans la crainte de léser les cartilages, sépare deux anneaux dans le sens transversal. Puis, rejetant les crochets d'Antyllus, il introduit dans l'ouverture une canule d'argent droite, munie d'ailerons servant à donner attache aux fils qui devront la fixer. Ainsi que Paul d'Egine et Paré, il recommande de rafraîchir les bords de la plaie, s'ils sont calleux et grisâtres, mais seulement dans le pansement définitif.

Baillon, contemporain de Fabrice, propose la trachéotomie dans une maladie qui n'est autre que la laryngite pseudo-membraneuse, à en juger par la description qu'il en fait.

Jules Casserius, élève ingrat de Fabrice, suit la marche de son maître, sans jamais le nommer. Tout en voulant que l'opération se pratique en plusieurs temps, il propose une nouvelle canule courbe, d'un pouce de longueur, percée de trous et munie d'ailerons pour l'attache des fils.

Sanctorius voulant éviter l'hémorrhagie, pénétrait

dans la trachée avec un trocart à paracentèse. C'est le père des bronchotomes. Malgré tout, les chirurgiens n'en craignaient pas moins encore à cette époque de pratiquer l'opération.

La bronchotomie reçut au commencement du XVIIe siècle, une nouvelle impulsion par les succès d'Habicot, chirurgien de l'Hôtel-Dieu. Ce dernier pratiquait une incision transversale et se servait de la canule de Casserius. Comme il n'opéra que dans le but d'extraire les corps étrangers introduits dans les voies aériennes, l'application médicale de l'opération tomba aussitôt dans l'oubli.

Pourtant, Marc-Aurèle Séverin à Naples, Villaréal, Nunez et Mercatus en Espagne, prônent la bronchotomie dans les cas désespérés. On sait qu'au commencement du XVIIe siècle, il y eut de terribles épidémies de croup, auxquelles les Espagnols donnèrent le nom de *garotillo*. Il n'est donc pas étonnant qu'à ce moment-là on ait rencontré des défenseurs ardents de l'opération, comme Séverin, par exemple, qui la surnomme divine. Ce médecin conseille de ne pas réunir après avoir retiré la canule ; il place au-devant de celle-ci un linge imbibé d'un liquide tiède.

Fonteyn, C. Solingen, Nic. Moreau 1646, marchent sur les traces de Séverin. Moreau conseille en outre de chauffer l'air autour du malade et de couvrir la plaie d'un sindon. Fréd. Deckers propose un petit trocart triangulaire aplati, dont la canule, étroite comme toutes celles qui ont été proposées jusqu'à Bretonneau, restait en place. Dionis plonge une lancette, tranchante seulement de la pointe, dans la trachée, y introduit un stylet et engage la canule par-dessus ce dernier. De la Vauguyon et de la Charrière suivent le *modus faciendi* de Dionis. Meyssonnier, au contraire, reprend la méthode d'Antyllus, c'est-à-dire qu'il se sert de crochets pour maintenir la plaie béante.

C'est avec le xviiie siècle, que la bronchotomie commence à se populariser. Junker paraît être le premier qui propose l'incision longitudinale des anneaux pour l'extraction des corps étrangers. Jusqu'alors, en effet, on avait suivi deux méthodes ; primitivement on avait incisé transversalement les téguments et la trachée ; puis on avait fait une incision verticale des téguments, tout en continuant à diviser transversalement la trachée. Heister, qui du reste opérait selon les procédés de Casserius et de Deckers, se déclare en faveur de la méthode de Junker. Il obtient, ainsi que Rau, plusieurs succès.

Detharding, croyant que la glotte est fermée chez les noyés, conseille l'opération en cas d'asphyxie par submersion.

D'un autre côté, G. Martin (1750) fait subir aux canules une modification importante. Il introduit dans la plaie deux canules concentriques qui s'emboîtent, afin de pouvoir extraire et nettoyer facilement l'interne sans inconvénient pour le malade, l'externe restant en place. Ajoutons que cette canule double était munie de son pavillon et de ses deux anneaux. René Croissant, de Garengeot, opère les malades maigres selon le procédé de Dionis. Chez les personnes grasses, il fait une longue incision cutanée et introduit dans les deux cas une canule aplatie.

Scharp ne permet l'opération que dans le cas où une tumeur voisine empêche l'introduction de l'air. Après avoir incisé les téguments verticalement jusqu'à la trachée, il termine avec le trocart.

Van Swieten s'élève contre toutes les méthodes qui ont pour but de pénétrer dans la trachée en un seul temps. Il préfère l'opération lente et successive. Malgré ces objections, les bronchotomes n'en restèrent pas moins dans la pratique des chirurgiens. Au surplus, modifié légèrement, c'est-à-dire les parties molles incisées d'abord, puis, dans un seul temps, la trachée étant incisée et la canule introduite, ce procédé a conservé des partisans, surtout en Allemagne. Mais revenons au XVIII° siècle.

Virgili, de Cadix, pratique pour cause interne une longue incision longitudinale de la trachée, ainsi que Junker l'avait proposé. Mais il veut que la tête du malade soit maintenue en arrière; Verdue, au contraire, laisse le patient dans la position où il respire avec le plus de facilité.

Bauchot remet en honneur la méthode rapide. Il invente un trocart aplati qu'il nomme bronchotome, ou pour mieux nous exprimer, une petite canule courte, droite, plate, munie d'un poinçon de la même forme, tranchant à son extrémité. Richter courba cette canule afin de la rendre plus commode. Ces instruments que Van-Swieten voulait voir bannis de la pratique, ont joui d'une grande faveur auprès de Bell et Colineau.

Mentionnons avec ce bronchotome, la petite plaque en croissant dont se servait Bauchot, plaque munie d'un manche pour fixer la trachée et conduire l'instrument.

Malgré tous les travaux que nous venons de signaler, les chirurgiens, et entre autres Elgard de Lima, craignaient encore, en 1745, de pratiquer la trachéotomie.

Vers le milieu du siècle dernier, Hévin et de la Martinière publient des mémoires très-intéressants, mais les travaux les plus remarquables sont les deux publications de Louis. Ce dernier donne la préférence au procédé de Bauchot.

Signalons à la même époque les recherches de Deslandes, Ghisi et Stoll, qui conseillent aussi l'opération.

2ᵉ *époque*. — Jusqu'alors la trachéotomie n'était employée que dans le cas d'angine, de laryngite intense et pour extraire les corps étrangers des voies aériennes. En 1765, Home l'Ecossais la propose dans le croup.

Bientôt Samuel Bard, de New-York, démontre qu'il y a identité entre l'affection qu'il observait et celle décrite par Home.

En 1782, John Andrée opère à Londres, pour la première fois, dans un cas de croup, et son opération est accompagnée de succès (Il avait fait subir à la trachée une perte de substance en enlevant un losange de la substance cartilagineuse du 3ᵉ et du 4ᵉ anneau.) La même année, Sabatier, dans sa thèse, adopte l'incision verticale des téguments et transversale de la trachée, mais il conseille de lui substituer la laryngotomie. Cette opération est également proposée par Desault et pratiquée par Hunter. Il ne s'agissait ici que de laryngotomie thyroïdienne. Vicq-d'Azyr et Bichat conseillent la

laryngotomie crico-thyroïdienne. Boyer, Duchateau
Caillot préfèrent la laryngo-trachéotomie ou crico-trachéotomie. Enfin, la laryngotomie sous-hyoïdienne a
été pronée aussi par Boyer, ainsi que par Malgaigne et
Vidal de Cassis.

Les modifications apportées aux instruments mar-
chaient de front avec celles que l'on faisait aux procédés opératoires. Monro invente un appareil pour la fixation de la canule. Ficker se sert d'une double canule
dont l'externe est en argent, l'interne en gomme élastique. Ferrein emploie un simple tuyau de plume.

La trachéotomie, qui s'appelait jusqu'alors bronchotomie, est conseillée ou pratiquée par Caron en 1808.
Comme nous l'avons déjà dit, avant Home, on n'opérait
pas les malades atteints de croup, puisque ce mot
n'existait pas, mais seulement les malades atteints d'angine gangréneuse. On a longtemps, en effet, confondu
cette espèce d'angine avec l'angine diphthéritique ; nous
n'avons pas ici à parler des différences qui les séparent.
Caron se montre donc partisan acharné de la trachéotomie malgré ses revers, malgré les critiques de Bichat
et de Richerand. Il va même jusqu'à dire : « Que le gou-
vernement rende responsable le praticien qui laissera
mourir un croupalisé sans avoir pratiqué l'opération. »
Trousseau a été moins violent, mais a parlé dans le même
sens en disant : « Le médecin qui ne pratique pas la
trachéotomie est coupable de la mort du malade. »
(Archives générales de médecine, 1844). Parmi les
médecins contemporains de Caron, qui, comme lui,
conseillent l'opération en cas de croup, nous devons
citer Klein, Brookes, Lawrence, A. Petit, Fare, Cheva-

lier, Crampton, Widemeyer, Basedow, Carmichael, Samuel Cooper, Marcus, Rosen, Frank, Blicke, Hunter, Quarin, Portal, Michaelis et Pelletan.

Ce dernier pratiqua le premier et avec succès la section du cartilage thyroïde en 1788.

Vinrent ensuite les opérations de Marjolin, Blandin, Brauers, Louvein, Vital, Maisonneuve, Erhmann, Buch de New-York, de Pirogoff, Beer (Thèse de Planchon).

A l'époque du concours de 1807, l'Académie prononça la proscription de la trachéotomie.

3e *époque*. — La France médicale se trouvait sous l'impression de cette proscription, lorsque Bretonneau fixa à tout jamais les liens thérapeutiques qui rattachent la trachéotomie au croup. Tous les faits cités par Louis avaient été observés chez des adultes. C'est à Bretonneau et à Trousseau, son élève, que revient l'honneur d'avoir vulgarisé la trachéotomie chez l'enfant. Bretonneau, qui obtient son premier succès à sa 3e opération (1825), change la forme des canules et met le premier en pratique l'écouvillonnement et la cautérisation après la trachéotomie. Il emploie des écouvillons de crin et d'éponge. L'écouvillonnement est bientôt abandonné ainsi que les cautérisations par attouchement et instillations, et aussi les instillations d'eau.

Trousseau ne se laisse pas décourager par six revers. A sa septième opération, il obtient un succès. Depuis lors il se dévoue complètement à la cause qu'avait défendue son maître; il publie de nombreux articles dans les journaux de médecine, il envoie à l'Académie de médecine le compte-rendu de ses observations; l'expérience lui apprend à modifier sa manière d'agir après l'opération. Grâce aux soins consécutifs, ses malades guérissent en plus grand nombre. Sa méthode de l'incision couche par couche des téguments se répand de plus en plus, et c'est elle aujourd'hui que nous employons le plus souvent.

Guersant, Berard, Baudelocque, Hache, Gendron, Petel, suivent la voie qui maintenant était largement ouverte.

Plusieurs chirurgiens, parmi lesquels nous citerons Gerdy, Velpeau, Malgaigne, Chassaignac, modifient les méthodes opératoires.

D'autres inventent des instruments nouveaux.

Mentionnons les trachéotomes de Garin, de Maisonneuve, de Marc Sée. On modifie les canules. On va même jusqu'à les supprimer. Ainsi, tandis que les anciens maintenaient la trachée ouverte à l'aide de tentes, Scoutetten se sert d'une sonde de gomme élastique, Maslieurat, Lagemard, d'épingles, etc. Nous ne voulons pas faire ici la nomenclature des diverses canules, pinces ou trocarts qui ont été proposés, nous réservant de le faire succinctement dans la seconde partie de ce travail. Parlons seulement de certains faits que nous avons omis dans notre bibliographie et dans nos statistiques et observations. Après l'impulsion vigoureuse qui venait d'être donnée à la trachéotomie, il n'était pas étonnant de voir se produire un grand nombre de thèses et de mémoires sur l'intéressant sujet qui nous occupe. Citons, parmi les thèses les plus remarquables parues jusqu'à ce jour, celles de Cook, Lenoir, Bataille, Letixerant, Axenfeld, Thibault, Créquy, André, Millard,

Peter, Duhomme, Menocal, Garnier, Fischer, Pouquet, Sanné, Planchon, Héral, Boissier. Voyons sommairement quels ont été les différents travaux sur la trachéotomie depuis que cette dernière a commencé, grâce à Trousseau et Bretonneau, à faire partie de la pratique usuelle, jusqu'à ces derniers temps.

Dans le *Journal des Connaissances médico-chirurgicales* de 1835, Gendron, entre autres propositions sur le croup et la trachéotomie, émet les suivantes :

« Dernière ressource de la médecine, dit-il, la trachéotomie ne doit être pratiquée que lorsque la pâleur de la face, la lividité des lèvres, la saillie des yeux, la dilatation des narines, la dyspnée, la fréquence du pouls, annoncent une asphyxie imminente. Ses chances peuvent quelquefois être calculées d'avance. L'instrument qui permet, ajoute Gendron, le libre passage de l'air par une ouverture artificielle et par les voies naturelles, et dont l'application est toujours facile, doit être préféré aux canules. » Il propose à ce sujet son trachéoscope bivalve. Nous rapprocherons de l'opinion de Gendron sur l'opportunité de l'opération, les opinions suivantes de Malgaigne et de Trousseau qui ont été émises en 1858, lors de la discussion à l'Académie de médecine sur le tubage de la glotte. Malgaigne ne conçoit pas qu'on ait recours à la trachéotomie hors le cas d'absolue nécessité. Voici quelle est sa formule : « Dès qu'il y a des fausses membranes dans le larynx, tenter d'abord les autres moyens de traitement, et quand ils sont reconnus impuissants, alors opérer le plus tôt possible

Trousseau formule ainsi son opinion :

« Opérer le plus tôt possible et dès qu'il y a des fausses

membranes dans le larynx: » C'est évidemment le parti le plus rationnel, car alors l'enfant n'a pas perdu toute sa force de résistance.

Nous trouvons d'autre part, dans le travail de Jousset, publié dans les *Archives générales de médecine* de 1844, qu'il faut pratiquer la trachéotomie quand les accès de suffocation croissant d'une manière incessante, ne sont nullement modifiés par le traitement et menacent d'une mort prochaine, mais dans ce cas seulement. D'après lui, la doctrine qui proscrit la médication pharmaceutique du croup pour y substituer l'opération est fausse en théorie et pernicieuse en pratique.

Nous ne saurions adopter cette manière de voir. Les faits, mieux que les raisonnements, enseignent la conduite qu'on a à tenir.

Ce n'est pas ici la place de discuter la valeur plus ou moins grande de la trachéotomie. Continuons donc notre excursion à travers le passé.

En 1848, A. Vauthier publie un essai clinique sur le croup chez les enfants. Il fait l'histoire de deux épidémies observées à l'hôpital des Enfants-Malades de Paris, en 1846 et en 1847 et il mentionne spécialement deux cas de croup survenus dans le cours d'une coqueluche. Saucerotte la même année, dans une note sur une épidémie de croup à Lunéville parle de 8 morts sur 10 cas.

En 1853, la *Gazette médicale* de Paris, signale (p. 266) le procédé particulier de Maslieurat Lagémard, et (p. 400) la nouvelle méthode opératoire pour la trachéotomie de Chassaignac.

Nous apprenons dans les *Archives générales de médecine* de 1855 qu'à cette époque, quatre opérations de trachéotomie, quatre seulement, avaient été pratiquées depuis deux ans dans les hôpitaux de Londres. On avait employé la méthode lente et obtenu 2 guérisons.

Dans les bulletins de l'Académie de médecine de 1856-57 se trouve le rapport de MM. Blache et Trousseau sur le procédé de Loiseau.(Le médecin de Montmartre devait quelque temps après faire une réclamation de priorité quand parut le travail de Bouchut.)

Le mémoire de Loiseau était intitulé : Sur un procédé simple et facile à l'aide duquel on pénètre dans les voies aériennes pour les cautériser, en extraire les fausses membranes, dilater la glotte, y introduire toutes les substances liquides ou pulvérulentes qui servent au traitement du croup, afin de suppléer à la trachéotomie, lorsqu'elle n'est pas acceptée. Loiseau citait 12 guérisons sur 26 opérations. Tout en reconnaissant le mérite de Loiseau, qui avait essayé de propager une méthode pouvant peut-être offrir quelques avantages, on fit remarquer avec juste raison que le cathétérisme laryngien avait déjà été pratiqué par Depaul, le tube laryngien employé par Chaussier et la cautérisation laryngienne faite par Dieffenbach. De son côté, Green, de New-York, avait imaginé de pénétrer dans le larynx à l'aide d'une baleine rigide recourbée et armée d'une petite éponge. Loiseau avait réuni tous ces moyens. Il employait une sonde assez volumineuse, offrant une brisure au niveau de la bouche, et y adaptait un anneau métallique pourvu d'un pavillon pour le fixer autour de la tête. Pour introduire la sonde il préservait son doigt avec un anneau et pouvait alors facilement, la bouche étant maintenue ouverte, écouvillonner le larynx et la trachée.

En 1858, Bouchut soumettait à l'Académie de médecine sa nouvelle méthode de traitement du croup par le tubage du larynx. Il prétendait avoir obtenu 2 succès sur 2 opérations. On nomma pour examiner cette communication, Serres, Andral et Velpeau.

Le tube dont se servait Bouchut, présentait une largeur de 6 à 15 millimètres et une longueur de 18 à 24 et était garni de deux bourrelets. Voici ce que disait l'auteur au sujet de son invention :

1° On peut tuber la glotte en y plaçant un tuyau métallique à demeure.

2° Par ce moyen *simple* et *peu dangereux*, on peut aussi bien que par la trachéotomie donner un passage à l'air dans le cas d'asphyxie par le croup ou toute autre altération du larynx.

3° Après le tubage qui éloigne l'asphyxie, on peut encore traiter le croup, chercher à neutraliser la diathèse, faire dans la trachée par la canule intra-glottique, des insufflations dissolvantes de bi-carbonate de soude, et au moyen d'intruments spéciaux, pratiquer l'écouvillonnement de la muqueuse bronchique, l'aspiration des fausses membranes et leur broiement afin que, réduites en bouillie, elles soient aisément rejetées par l'expectoration.

Bouchut prenait, pour placer son tube, son point d'appui sur les cordes vocales inférieures. Son tube, disait-il, très-bien toléré par les opérés, permettait aux fausses membranes de sortir tout en servant de passage à l'air. Mais, dit J. Guérin (dans la *Gaz. méd.* de Paris,

1858) ce procédé pour être efficace, devrait, sinon prévenir les fausses membranes, du moins les enlever. Nous allons rappeler en peu de mots l'opinion de l'Académie de médecine à ce sujet.

MM. Trousseau, Bouvier, Piorry, Cloquet, Malgaigne et Bouillaud furent les plus ardents dans la lutte scientifique qui s'engagea alors.

Dans la première séance où l'on discuta le procédé que nous venons de signaler, on commença par dire que l'opération n'était pas si facile que l'avançait Bouchut, mais que néanmoins elle était à peu près complétement innocente et dépourvue de dangers. Trousseau lui-même termina son premier rapport par les conclusions suivantes :

1° Le tubage du larynx dans certaines laryngites aiguës, peut en retardant l'asphyxie, devenir un moyen curatif.

2° Dans certaines maladies chroniques du larynx, il peut permettre de retarder la trachéotomie et quelquefois de traiter et de guérir la maladie.

3° Dans le traitement du croup, il retarde l'asphyxie et permet d'introduire plus facilement dans les voies aériennes des agents capables de modifier l'inflammation diphthéritique.

4° Il ne peut que bien rarement suppléer à la trachéotomie, qui reste le moyen principal à opposer au croup dès que les ressources médicales semblent épuisées.

D'autre part, Bouvier ajoutait :

Les faits rapportés jusqu'à ce jour par Bouchut permettent d'espérer, lorsque les ressources médicales sont insuffisantes, que le tubage puisse retarder l'asphyxie et suppléer la trachéotomie, qui reste jusque-là le seul moyen à employer dans ces cas.

Piorry, à son tour, qui se demande si l'on ne pourrait pas faire l'aspiration des mucosités laryngées et bronchiques par un tube ou même par les fosses nasales, la bouche étant fermée, Piorry soutient que très-rarement le tubage laryngien est applicable et que le plus ordinairement la trachéotomie, sans danger par elle-même, lui est préférable.

Après réflexion, expériences et mainte controverse, Trousseau modifia ses conclusions, de la façon suivante :

1° Le tubage du larynx, assez difficile dans son exécution, est un moyen dangereux, si la canule reste plus de quarante-huit heures en contact avec les cordes vocales. Il peut en résulter des ulcérations et même une destruction de la muqueuse et consécutivement une dénudation des cartilages.

2° Les faits publiés jusqu'à ce jour sont insuffisants pour démontrer que le tubage du larynx soit utile dans les cas de croup.

3° La trachéotomie dans l'état actuel de la science reste le seul moyen à employer lorsqu'il n'y a plus d'autres chances de salut dans l'emploi des moyens médicaux.

L'Académie conclut dans le même sens en disant :

Le tubage du larynx tel qu'il a été appliqué jusqu'à présent ne nous a paru ni assez utile ni assez exempt de dangers pour mériter notre approbation.

La trachéotomie, repoussée à son début par cette société savante, obtint là une sorte de revanche.

Inutile d'ajouter que tous les journaux de médecine de l'époque ont reproduit et commenté la discussion. Nous ne nous y arrêterons pas davantage.

La même année (1858) H. Roger et Germain Sée publient leurs recherches statistiques sur la mortalité par le croup et sur le nombre de guérisons par la trachéotomie. Il ressort de leur travail que la trachéotomie est une cause incontestable de la diminution de la mortalité par le croup et que, malgré des attaques mal fondées, elle est et demeure un grand service rendu à la science et à l'humanité.

C'est là aussi l'opinion de Barthez qui quelque temps après donnait, dans sa lettre à Rilliet, les résultats comparés du traitement du croup par la trachéotomie et par les moyens médicaux pendant les années 1854, 1855, 1856, 1857 et 1858.

En 1860, Luzsinsky fait paraître un ouvrage sur le croup et son traitement, pendant que Bricheteau prépare sa relation de l'épidémie de croup qui avait régné l'année précédente (1859) à l'hôpital des Enfants-Malades.

En 1862, le Dr Perez nous signale les accidents consécutifs à la trachéotomie et plus spécialement la fistule œsophago-trachéale dont Guersant avait observé un cas en 1858.

En Portugal, le Dr A.-M. Barbosa de Lisbonne, achève son étude sur le croup, qu'il devait bientôt faire suivre d'un mémoire sur la trachéotomie. Il nous apprend que la trachéotomie a été pour la première fois employée dans son pays en 1835 par Martin Nunez da Regate. Reprise en 1851 par Theotonio da Silva, elle n'a été suivie de succès qu'à la quatrième opération.

Après les 5e, 6e et 7e, Barbosa a vu mourir ses malades ; à la 8e, il a obtenu une guérison. Depuis lors, il a sauvé 6 opérés sur 15. Théotonio da Silva a pu compter 4 succès sur 14 cas. Divers autres chirurgiens ont trachéotomisé 9 malades et enregistré 2 succès. Enfin à Porto et à Santarem 2 opérations avaient réussi. Au 29 mai 1861, 29 trachéotomies seulement avaient été faites en Portugal et 11 avaient été heureuses. Sur ce nombre figuraient 10 opérations, dont 5 guérisons de Barbosa.

Pour en finir avec l'année 1862, rappelons le rapport de Bouvier sur des canules et des dilatateurs pour trachéotomie adressés à l'Académie de médecine par Robert et Collin, Mathieu, Charrière, Luër et Laborde.

Dans l'année 1863, mentionnons : la discussion sur l'emploi de la canule dans la trachéotomie, discussion à laquelle prirent part Richard et Peter,

Et le travail de Guichard de Troyes, sur les indications de la trachéotomie dans le croup.

Pour l'auteur, l'opération n'est opportune que lorsque le malade a eu des accès répétés de suffocation et qu'il présente le sifflement laryngo-trachéal.

Nous avons encore, en 1863, le rapport fait par Gosselin à l'Académie de médecine sur un mémoire de Legros d'Aubusson intitulé : « De l'hémorrhagie, pendant l'opération de la trachéotomie. — Procédé pour éviter la lésion du corps thyroïde. » Legros se fondait sur un cas suivi de guérison, dans lequel il avait, avec un instrument mousse, décollé l'isthme du corps thyroïde et l'avait tenu soulevé. Si l'isthme est gênant, dit Legros, écrasez-le. Si vous vous trouvez en présence d'une veine, divisez-la entre deux serres-fines.

Les articles de Peter, sur les lésions bronchiques et pulmonaires et particulièrement sur la bronchite pseudo-membraneuse et la broncho-pneumonie dans le croup, articles insérés dans la *Gazette hebdomadaire de médecine et de chirurgie* (1863) clôturent dignement la liste des productions de cette année-là.

Signalons quelques lignes qui nous intéressent particulièrement :

« Si la bronchite pseudo-membraneuse, dit Peter, n'est qu'un degré plus avancé que le croup ou diphthérite du larynx dans l'évolution de la diphthérite des voies aériennes, elle ne constitue nullement, sauf de rares exceptions, une contre-indication formelle à la trachéotomie, ainsi qu'on l'a trop souvent enseigné. »

Ce « trop souvent enseigné » s'adresse surtout à Bretonneau qui, comme on le sait, admet non-seulement que la diphthérite bronchique est irremédiable, mais encore que la trachéotomie est funeste dans une telle occurrence.

En 1864, Guersant, dans le Bulletin de thérapeutique, formule son opinion sur la trachéotomie dans le croup, en disant qu'elle constitue une opération indispensable puisqu'elle ramène à la vie un malade qui étouffe et qui va expirer. Il recommande l'emploi de son dilatateur, que l'on doit toujours tenir de la main droite, et la sonde de gomme élastique pour introduire la canule.

La *Gazette médicale de Paris*, de 1865, nous donne

l'analyse d'un travail du praticien anglais Porter, sur l'importance que l'on doit attacher à l'excision d'une petite portion de la trachée-artère. Lawrence avait déjà parlé de cette indication dans les Medico-chirurgical Transactions, et Margrave avait depuis longtemps recommandé cette pratique dans son Opérative Surgery, 1831.

Le mémoire de Barbosa, sur la trachéotomie dans le traitement du croup (*Gazette médicale de Paris*, 1865), nous donne les précieux renseignements suivants : La trachéotomie a été peu appliquée en Russie, où de 1856 à 1858, elle n'a été pratiquée que 5 fois et a donné 2 succès.

En Angleterre, pour les cinq dernières années, la statistique des hôpitaux de Londres, mentionne 88 opérations, dont 15 pour croup.

En Allemagne, les médecins ont eu de nombreuses hésitations, malgré un nombre considérable d'opérations suivies de guérison. En Belgique et en Espagne, la trachéotomie est fort peu en faveur. En 1865, dans ce dernier pays, on comptait 5 ou 6 opérations faites sans succès.

Aux Etats-Unis, au contraire, elle est très-employée, et l'on y obtient les deux tiers de guérisons.

Nous avons donné plus haut le relevé succinct des opérations pratiquées en Portugal et plus particulièrement à Lisbonne.

Pendant que les médecins étrangers viennent ajouter une pierre à l'édifice construit au prix de tant de labeurs, les sociétés savantes françaises ne veulent pas rester en arrière. Nous sommes heureux de pouvoir reproduire ici l'opinion que formulait le Dr Isambert, à la Société médicale des hôpitaux, en 1867.

« Après la discussion mémorable, disait-il, qui a eu lieu simultanément dans cette enceinte et dans celle de l'Académie de médecine, vers la fin de 1858, l'opération est sortie victorieuse des attaques nombreuses dont elle avait été l'objet et, aux yeux de l'immense majorité des médecins, elle est considérée comme la ressource la plus précieuse, le moyen le plus héroïque que nous ayons à opposer à cette terrible maladie.

Nous trouvons également dans les bulletins de la Société médicale (2ᵉ série 1867), un nouveau travail de Peter sur la trachéotomie et le croup. D'après lui, et nous nous rangeons à l'opinion d'un homme aussi expérimenté en pareille matière, ni la diphthérie des bronches, ni la pneumonie, ni le très-jeune âge, ne constituent une contre-indication à la trachéotomie ; une contre-indication formelle, c'est l'intoxication.

Le Dr Dumontpallier soutient, lui aussi, que le bas âge n'est point une contre-indication, lors même, ajoute-t-il, qu'il y a menace de fièvre éruptive.

Peter nous apprend encore que « chez les enfants robustes à tempérament sanguin, la trachéotomie offre moins de chances de succès que ceux qui se trouvent dans les conditions opposées. Chez eux la guérison est d'autant plus probable que les sécrétions catarrhales des bronches sont plus abondantes. »

De 1865, jusqu'à ces derniers temps, un grand nombre d'articles sur le sujet qui nous occupe ont été écrits dans les journaux, plusieurs mémoires ont paru, nous les signalons dans nos statistiques et observations.

Rappelons ici, que l'on trouve consignés dans la *Gazette des hôpitaux* de 1874 : le nouveau procédé de laryngotomie par le cautère olivaire, de Saint-Germain, les expériences de Ranse, Muron et Laborde, et le mémoire de Krishaber, sur lequel Saint-Germain a fait un rapport.

Les mémoires de la Société de chirurgie de Paris (1874), contiennent un rapport très-remarquable de Verneuil, sur une note de Krishaber : Du galvano-cautère appliqué à la trachéotomie chez l'adulte.

Nous y lisons que plusieurs médecins ont voulu s'attribuer l'invention du chirurgien de la Pitié. Or, qu'y a-t-il de fondé dans leurs réclamations ? Et s'ils s'étaient servi déjà du galvano-cautère, que ne l'avaient-ils mentionné dans les journaux ou les Sociétés savantes ? Il ne suffit pas de dire : J'ai déjà pratiqué cette opération. Il faut le prouver, et comment le prouve-t-on ? par les observations qu'on a publiées. *Scripta manent.*

Ainsi, Amussat prétend avoir opéré avec l'anse galvanique en 1870. P. Burns affirme que Middeldorpf employait le procédé dès 1862, et que son propre père Victor von Burns, avait eu deux fois à s'en plaindre en 1867 et en 1869. Comme la relation de ces opérations ne se trouve nulle part, nous croyons devoir laisser à Verneuil tout le mérite de son invention. Elle date du 23 avril 1872.

La seconde opération, c'est M. Verneuil qui nous l'apprend, a été faite en octobre 1872, par Voltolini, de Breslau. Une appartient à Bourdon (janvier 1873), une autre à Krishaber (novembre 1873).

Dans le mémoire de Poinsot (De la Trachéotomie par

le thermo-cautère), nous avons la liste des autres opérations faites par les procédés thermiques depuis 1872 jusqu'à nos jours. Un rapport sur ce mémoire a été fait par Saint-Germain qui, tout en reconnaissant le mérite de ce travail, ne partage pas les opinions qui y sont émises.

Enfin, une discussion a été soulevée à ce sujet à la Société de chirurgie, le 30 mai 1877.

Citons MM. Paulet, Rochard, Saint-Germain et Desprès, comme y ayant pris la part la plus active.

N'oublions pas aussi de dire que c'est au commencement de cette année que M. Denucé a communiqué à cette Société de chirurgie, le procédé de trachéotomie par l'emploi du thermo-cautère et du bistouri combinés. Il recommande de diviser tous les tissus prétrachéaux avec le couteau thermique et, arrivé sur le conduit aérien, d'inciser celui-ci avec le bistouri. Cette excellente méthode avait du reste déjà été employée par plusieurs des chirurgiens qui se sont servis du thermocautère pour la trachéotomie.

Comme on le voit, par cet historique un peu long peut-être, la trachéotomie a pris depuis le commencement de ce siècle une extension croissante. Aujourd'hui elle est pratiquée dans toute la France. Elle est aussi en faveur dans l'Amérique du Nord. Dans les autres pays où elle est moins employée, nul doute que les statistiques, de plus en plus satisfaisantes, ne la fassent adopter sous peu, avec autant d'empressement que chez nous.

Moreau.   3 .

III. — STATISTIQUES ET OBSERVATIONS.

Journal des connaissances médico-chirurgicales, p. 1.

1833. Mémoire sur un cas de trachéotomie pratiquée dans la période extrême du croup. Age de l'enfant 6 ans et demi.

« A ma connaissance, dit Trousseau, l'auteur de l'article, on a jusqu'à ce jour pratiqué 21 trachéotomies dans la période extrême du croup en employant le procédé décrit par M. Bretonneau dans son traité de la dipththérite, p. 308.

Sur ces 21 cas, 7 guérisons ont été obtenues, 5 par Bretonneau, 1 par Bulliard, 1 par moi. »

P. 122. Croup observé sur le cheval, trachéotomie, guérison (Riss).

P. 289. Mémoire sur 4 nouveaux cas de trachéotomie pratiquée avec succès dans la période extrême du croup (Trousseau).

1834. De la trachéotomie dans le croup (Trousseau).

Depuis le mois de septembre 1826 jusqu'au 1°r août 1834, sur 30 opérations, 8 guérisons.. Les 16 dernières opérations ont donné 7 succès. Toutes les filles opérées sont mortes, excepté Mlle de Puységur sur laquelle la trachéotomie réussit pour la première fois en France, 1825.

1836, p. 203. Trachéotomie pour un corps étranger pratiquée avec succès (Pradier). L'incision ayant été faite un peu à gauche la plaie trachéale se ferma par la juxtaposition et la contraction des fibres musculaires.

1839. Bulletin de l'Académie de médecine, p. 395, t. IV.

Bricheteau rapporte l'observation d'un homme de 50 ans atteint de laryngite chronique avec accès de dyspnée. L'asphyxie étant imminente, la trachéotomie fut décidée. Une incision fut faite sur la ligne médiane, de la partie inférieure du cartilage cricoïde jusqu'à la fourchette du sternum. Cette incision ne comprenait que la peau. Les incisions successives furent faites couche par couche ; les lèvres de la plaie étaient écartées par des érignes. Dans l'angle supérieur de la plaie une petite artériole donne du sang, mais à l'instant les premiers anneaux de la trachée sont divisés. On prolonge la division jusqu'au quatrième inclusivement.

A ce moment l'opération est un peu retardée par la difficulté que présente à être sectionné cet anneau transformé en arc osseux. L'incision terminée, on introduit d'abord le dilatateur, puis on place une canule munie de deux arcs latéraux et on la fixe au cou par une rosette. On n'a été obligé de faire ni ligature ni torsion de vaisseaux.

Le malade meurt après 67 heures. A l'autopsie on constate une nécrose du cartilage thyroïde, la destruction d'une partie du cricoïde; une dégénérescence carcinomateuse du pharynx avec ulcération, de l'infiltration des lèvres de la glotte, enfin, de l'hépatisation et des tubercules dans une partie des poumons.

Il est clair que toutes ces lésions étaient plus que suffisantes pour amener la mort du malade, et que dans ces circonstances on ne peut sans mauvaise foi, attribuer l'issue fatale à la trachéotomie.

Constatons seulement que dans l'observation que nous venons de citer on n'a eu à lutter contre aucune hémorrhagie sérieuse. La petite artériole qui donnait du sang n'en a plus donné après l'ouverture de la trachée.

1840, p. 177, t. V. Croup chez un enfant de 7 ans, trachéotomie, guérison (Gaultier de Claubry et Robert).

L'enfant était perdu sous peu d'instants, si on restait inactif. La trachéotomie elle-même ne présentait qu'une bien faible chance de le sauver. L'enfant que nous avions cru mort au moment de commencer l'opération ne donna presque aucun signe de sensibilité.

La canule qu'il arracha vers la fin du 3ᵉ jour fut replacée immédiatement, retirée, nettoyée et replacée plusieurs fois jusqu'au 12ᵉ jour. A cette époque la plaie était largement ouverte, les bords tuméfiés, renversés en dehors et en pleine suppuration; l'air entrait et sortait librement sans provoquer de toux.

Du 10ᵉ au 12ᵉ jour quand l'enfant buvait, les boissons passaient par la plaie. Les bords de la plaie abandonnés à eux-mêmes se réunirent enfin spontanément, sauf quelques légères cautérisations pour réprimer l'exubérance des bourgeons charnus. L'occlusion était complète le 44ᵉ jour.

L'opération fut pratiquée de la façon suivante : « Nous fimes, à la partie antérieure et médiane du cou, une incision de deux pouces, allant du cartilage cricoïde au bord supérieur du sternum. La trachée artère fut mise à découvert dans l'étendue de 6 à 8 lignes, immédiatement au-dessous du bord inférieur du corps thyroïde. En effet, on doit éviter la lésion de cet organe à cause du suintement incommode et difficile à maîtriser qu'elle procure.

La trachée-artère étant ouverte, les lèvres de l'incision furent saisies avec des pinces à dissection et fortement écartées. C'est là un moyen plus commode et plus sûr que l'emploi du dilatateur conseillé par Trousseau; car cet instrument se dérange fréquemment et peut se fourvoyer au devant de la trachée. Au bout d'une heure la canule simple de Bretonneau fut placée et maintenue dans l'ouverture de la trachée, où l'on fit quelques instillations d'eau tiède. Quelques jours après survint un gonflement inflammatoire des parties molles du cou. Vers le 12e jour la suppuration était très-abondante, les tissus commencèrent à s'affaisser et la place parut s'agrandir comme si elle eût été le siége d'un travail ulcératif. La canule fut retirée, Comment expliquer le passage des boissons à travers la glotte que l'on put alors observer ?

Cet accident est facile à concevoir après la laryngotomie thyroïdienne, la plaie intéressant la glotte, et la canule maintenant ses bords écartés. — Il faut admettre que l'inflammation diphthéritique du larynx laisse après elle dans les lèvres de la glotte une faiblesse qui les empêche de se contracter convenablement pendant la déglutition.

Pendant près de 30 jours il y eut une sécrétion abondante de la muqueuse pulmonaire, sécrétion qui s'échappait par la plaie. Puis l'expectoration diminua ainsi que l'étendue de la plaie qui se rétrécit peu à peu.

Les bourgeons furent cautérisés avec le nitrate d'argent. Aujourd'hui l'enfant qui fait le sujet de cette observation présente une cicatrice lisse, peu saillante, à peine difforme, occupant la partie inférieure du cou et adhérent au sternum. Le timbre et l'intensité de la voix sont normaux. »

Cette observation nous a paru digne d'être rapportée ici, car chez le sujet en question la trachéotomie a accompli une résurrection véritable. De plus, les réflexions faites par les auteurs nous intéressent à plusieurs points de vue sur lesquels nous ne pouvons pas nous étendre en ce moment, mais que nous rappellerons dans le courant de ce travail.

1840-41, t. VI, p. 719. — Observation de trachéotomie par M. Meslieurat de Solignac. Commissaires, Guersant, Bérard et Blandin.

1843. Thèse de Cook (De la bronchotomie dans ses rapports thérapeutiques avec la laryngite pseudo-membraneuse).

Obs. I. — Laryngo-trachéotomie pratiquée dans la période extrême du croup chez un enfant de 4 ans, guérison.

Obs. II. — Laryngo-trachéotomie pratiquée dans la période extrême du croup chez un enfant de 7 ans. — Guérison.

Archives générales de médecine, 1844. Trachéoto e dans la période extrême du croup chez un enfant de 6 semaines, guérison (Scoutetten).

1844. De la bronchotomie ou trachéotomie dans le traitement du croup (Jousset).

L'auteur nous apprend que de 1782 (fait d'André) jusque en 1844, 219 opérations de trachéotomie ont été faites sur lesquelles on a obtenu 40 succès.

1844. Observations de laryngites syphilitiques pour lesquelles on a pratiqué la trachéotomie (J. Watson), 3 obs., 2 guérisons.

Gazette médicale de Paris, 1843, p. 614.

Observation de croup. Trachéotomie, guérison (Bonnelat).

Au lieu des épingles de Maslieurat-Lagemard, on se servit, pour maintenir la plaie béante d'aiguilles à tricoter.

Nous lisons plus loin qu'en 1840 et 1841, on a pratiqué sans succès à l'Hôpital des Enfants dix trachéotomies.

P. 816. Du croup à la Martinique (Rufz). L'auteur après avoir cité une trachéotomie qui fut suivie de mort, donne la statistique suivante de Velpeau :

Sur 140 opérations 28 guérisons, 112 morts.

Bulletin de l'Académie de médecine, 1851, t. XVI p. 556.

M. Maslieurat-Lagemard envoie à l'Académie un mémoire intitulé : « Opération de trachéotomie pour un cas de croup par le procédé décrit en 1844 ; de ses avantages sur ceux de la canule. Commissaires : MM. Velpeau et Jobert.

Union médicale, 1851. Mémoire de Trousseau 18 obs., 9 succès.

1858. Thèse de Letixerant (de la trachéotomie chez les enfants atteints de croup).

47 observations de trachéotomie à l'Hôpital des Enfants pendant les années 1850, 1851.

Obs. I. — Croup à la deuxième période chez un enfant de 4 ans. Trachéotomie faite par Guersant. Guérison.

Obs. II. — Croup. Enfant de 2 ans. Asphyxie. Trachéotomie. Mort.

Obs. III. — Croup. Enfant de 8 ans. Suffocation imminente. Trachéotomie. Mort.

Obs. IV. — Enfant de 2 ans. Pas d'asphyxie. Trachéotomie. Mort.

Obs. V. — Croup. Enfant de 17 mois. Asphyxie imminente. Trachéotomie. Mort.

Obs. VI. — Croup. Enfant de 3 ans. Asphyxie imminente. Trachéotomie. Mort.

Obs. VII — Croup. Enfant de 2 ans 1|2. Asphyxie très-avancée. Trachéotomie. Mort après l'opération.

Obs. VIII. — Croup. Enfant de 4 ans. Suffocation imminente. Trachéotomie. Mort de pneumonie.

Obs. IX. — Croup. Enfant de 3 ans. Suffocation imminente. Trachéotomie. Mort.

Obs. X. Croup. Enfant de 3 ans. Asphyxie. Trachéotomie. Mort.

Obs. XI. — Croup à la 2e période chez un enfant de 6 ans 1|2. Trachéotomie faite par Trousseau. Guérison.

Obs. XII. — Croup. Enfant de 3 ans. Asphyxie très-avancée. Trachéotomie. Mort.

Obs. XIII. — Croup. Enfant de 5 ans. Asphyxie. Trachéotomie par Guersant. Guérison.

Obs. — XIV. Croup. Enfant de 3 ans. Asphyxie. Trachéotomie. Mort.

Obs. XV. — Croup à la 2e période. Enfant de 28 mois. Trachéotomie. Mort d'un catarrhe pulmonaire.

Obs. XVI. — Croup. Enfant de 3 ans 1|2. Asphyxie. Trachéotomie. Mort.

Obs. XVII. — Croup à la 2e période. Enfant de 6 ans et 1|2. Asphyxie. Trachéotomie. Mort.

Obs. XVII. Croup à la 2e période. Enfant de 4 ans 1|2. Trachéotomie. Guérison.

Obs. XVIII. — Croup à la 2e période, enfant de 4 ans 1|2, trachéotomie, guérison.

Année 1851. — Obs. XIX. — Croup, enfant de 3 ans, trachéotomie, mort.

Obs. XX. — Croup, enfant de 5 ans, trachéotomie, mort.

Obs. XXI. — Croup, enfant de 5 ans 1|2, trachéotomie, mort de pneumonie.

Obs. XXII. — Croup, enfant de 8 ans, trachéotomie, guérison; trachéotomisé de nouveau en 1852, guérison.

Obs. XXIII. — Croup, enfant de 13 ans 1|2, trachéotomie, guérison.

Obs. XXIV. — Croup, enfant de 3 ans, trachéotomie, guérison.

Obs. XXV. — Croup, enfant de 17 mois, trachéotomie, mort.

Obs. XXVI. — Croup à la 2° période, enfant de 6 ans 1|2, trachéotomie, guérison.

Obs. XXVII. — Croup, diphthérite nasale et non pharyngienne, enfant de 7 ans, suffocation imminente, trachéotomie, guérison.

Obs. XXVIII. — Croup, enfant de 3 ans, trachéotomie, guérison.

Obs. XXIX. — Croup, diphthérite nasale, enfant de 5 ans 1|2, asphyxie imminente, trachéotomie, mort.

Obs. XXX. — Croup à la 2ᵉ période, enfant de 10 ans 1|2, trachéotomie, guérison.

Obs. XXXI. — Croup, enfant de 4 ans, asphyxie, trachéotomie, mort.

Obs. XXXII. — Croup, enfant de 4 ans, trachéotomie, mort.

Obs. XXXIII. — Croup, enfant de 3 ans, trachéotomie, mort.

Obs. XXXIV. — Croup, enfant de 4 ans 1|2, trachéotomie, mort.

Obs. XXXV. — Croup, enfant de 2 ans, trachéotomie, mort.

Obs. XXXVI. — Croup, enfant de 2 ans, trachéotomie, mort.

Obs. XXXVII. — Croup à la 2° période, enfant de 2 ans 1|2, trachéotomie, guérison.

Obs. XXXVIII. — Croup, enfant de 3 ans 1|2, trachéotomie, guérison du croup, mort de rougeole 3 semaines plus tard.

Obs XXXIX. — Croup, enfant de 3 ans 1|2, asphyxie imminente, trachéotomie, pneumonie, mort.

Obs. XL. — Croup à la 2° période, enfant de 4 ans, trachéotomie, guérison.

Obs. XLI. — Croup, enfant de 5 ans, trachéotomie, mort.

Obs. XLII. — Croup, enfant de 2 ans, asphyxie très-prononcée, trachéotomie, mort.

Obs. XLIII. — Croup, enfant de 2 ans, trachéotomie, pneumonie, mort.

Obs. XLIV. — Croup (récidive), enfant de 6 ans, trachéotomie, guérison.

Obs. XLV. — Croup, enfant de 3 ans, asphyxie, trachéotomie, mort.

Obs. XLVI. — Croup, enfant de 4 ans, trachéotomie, mort.

Obs. XLVII. — Croup à la 2° période, enfant de 2 ans 1/2, trachéotomie, guérison.

En résumé :

Ages.	Opérés.	Guéris.	Morts.
1 an 1/2	2	0	2
2 ans.	10	2	8
3	14	4	10
4	8	3	5
5	5	1	4
6	3	3	0
7	1	0	1
8	2	2	0
10	1	1	0
13	1	1	0
	47	17	30.

Ou 36 guérisons pour 100 opérations.

Ou peut constater dans la statistique précédente que le bas âge a fourni le plus grand nombre de décès. Cependant il ne faut pas considérer le bas âge comme une contre-indication absolue. Les faits de Scoutetten, Bell d'Edimbourg, Barthez, Trousseau, etc., en sont la preuve.

M. Vauthier écrivait dans les *Archives générales de médecine*, en février 1849, que jusqu'à cette époque il n'y avait pas eu un seul croup trachéotomisé guéri à l'Hôpital des Enfants.

Dans le courant de 1849, il y a eu 3 guérisons bien constatées. En 1850, comme nous venons de le voir, 5 guérisons sur 18 cas. En 1851, 12 guérisons sur 29.

Gazette médicale de Paris, 1852, p. 347.

Croup chez un enfant de 5 ans, trachéotomie, mort 3 jours et 16 heures après l'opération. (Dupuy.)

Laryngo-trachéotomie pour une laryngite œdémateuse. Guérison.

P. 592. Trachéotomie suivie d'une hémorrhagie secondaire. (Sloan).

« Les veines incisées pendant l'opération de la trachéotomie peuvent être momentanément fermées par un caillot obturateur et le chasser ensuite sans qu'aucune cause mécanique très-violente ait agi de nouveau. » (Sloan.)

1853. Thèse de Bataille. (De quelques points de l'étiologie et du traitement du croup chez les enfants).

En 1852, Trousseau comptait 44 guérisons sur 159 sujets opérés, Guersant 11 succès sur 40 opérés en ville.

Dans le cours de 1850, sur 20 opérés à l'hôpital, on compte 7 guérisons. A la fin de 1851, sur 31 opérations, 13 guérisons.

En tout, 250 opérations, 75 guérisons, c'est-à-dire 30 succès sur 100 ou 1/3.

1853. Mémoires de la Société de chirurgie. Réflexions sur la trachéotomie dans le cas de croup (Guersant).

« Observation d'un enfant atteint de croup deux fois en deux ans et opéré deux fois avec succès. » La première trachéotomie de Guersant date de 1834.

1538. *Gazette médicale de Paris*, p. 552. Observation de trachéotomie faite avec succès pour l'extraction d'un haricot (Dufour).

1855. *Archives générales de médecine*. De la trachéotomie dans la période extrême du croup et des moyens les plus propres à en assurer le succès (Trousseau).

En 1854, sur 9 opérations pratiquées par Trousseau, nous avons 7 guérisons à enregistrer. Dans les quatre dernières années, 24 trachéotomies lui donnaient 14 guérisons.

1856. Note sur une opération de trachéotomie nécessitée par la présence d'un haricot dans les voies respiratoires. Guérison (Aubry). Le larynx fut fixé par le ténaculum ; on employa la méthode lente.

Bulletin général de thérapeutique, 1854, p. 427. Trachéotomie pratiquée avec succès dans un cas d'ulcération syphilitique de la gorge et du larynx. Canule portée par la malade depuis six ans (Méthode du trocart (Hilton).

1857. Thèse d'André (Du traitement des cas de croup observés, à l'Hôpital des Enfants en 1856.

Dans la première épidémie, du 7 janvier au 22 août 1856, 49 opérations, 18 guérisons. Dans la seconde épidémie du 12 octobre au 14 décembre, 5 opérations, pas de guérison. En réunissant les cas cités dans les thèses d'André et de Letixérant nous trouvons 101 opérations.

Sur ces 101 opérations 71 ont été faites à la troisième période et ont donné 9 guérisons ; 30 à la seconde période ont amené 24 guérisons. On a donc beaucoup plus de chances de succès quand on opère de bonne heure.

1857. Thèse de Thibault (De l'opportunité de la trachéotomie dans

le traitement du croup). Nous y trouvons plusieurs statistiques inté-
ressantes que nous transcrivons.

Statistique des opérations de trachéotomie pratiquées à l'hôpital des Enfants depuis 1850 jusqu'à 1857.

1850	20 opérations.	6 guéris. ou	1/3
1851	31	12	1/3
1852	59	11	1/5
1853	61	7	1/9
1854	44	11	1/4
1855	40	9	1/4
1856	54	18	1/3

On voit que certaines années sont plus favorisées que d'autres. Il est des influences diverses qui ne sont pas signalées ici et qui seules pourraient donner à une statistique la valeur et l'autorité qu'elle doit avoir.

Statistique de Trousseau jusqu'en 1855.

167 opérations. 50 guérisons ou 1/3.

A partir de 1849, époque où l'illustre praticien s'occupa d'une façon spéciale des soins consécutifs à l'opération, il y eut à l'hôpital les 2/6 de guérisons.

En ville Trousseau comptait :

En 1851	6 opérations.	2 guéris.	1/3
1852	11	5	1/2
1854	9	7	2/3

Statisque de Guersant communiquée à la Société de chirurgie.

Après ses 40 premières trachéotomies, il n'avait eu que 4 guérisons. Sur ses 40 dernières il en obtint 11.

En 1849 Laloy opère deux croups, et il a 2 guérisons (*Archives de médecine*, t. II, 1849).

Bouillaud et Déperet, de Limoges, comptent en 1850, 3 succès sur 3 opérations.

Voilà des chiffres qui à coup sûr sont plus probants que tous les raisonnements possibles.

1857. *Gazette médicale de Paris*, p. 401. Trachéotomie pratiquée pour combattre une asphyxie due à la compression de la trachée par le corps thyroïde hypertrophié (Dr François).

(La canule fut maintenue par du collodion).

P. 767. Observations et réflexions sur la trachéotomie dans le croup (Chassaignac).

Croup vrai chez un enfant de 5 ans. Trachéotomie par un nouveau procédé et avec emploi du chloroforme. Accès pernicieux pendant la convalescence de l'opération. Sulfate de quinine. Guérison.

1858. *Gaz. méd.*, p. 102. Corps étranger dans le larynx. Trachéotomie (Weelhouse).

2 observations. 1 guérison.

P. 423. Trachéotomie dans un cas extrême de croup. Enfant de 4 ans. Guérison (Stromberg).

P. 644. Mémoire sur la mortalité du croup à domicile et dans les hôpitaux de Paris, de 1826 au 15 septembre 1858 (Bouchut).

Acad. de méd. : Commissaires : Andral, Rayer.

De 1826 à 1840, la mortalité par le croup a été de un sur trois, quatre, cinq et six mille habitants. Dans la deuxième moitié de cette période elle était de 1 sur 3000, 2000 et 1400 âmes.

Il faut expliquer cette proportion assez considérable de décès par le petit nombre de trachéotomies qui se faisaient à cette époque. D'autre part, Bouchut, comme nous le verrons plus loin, n'a pas été heureux dans ses recherches statistiques, car les résultats qu'il a trouvés sont absolument différents de ceux de Roger et Germain Sée, Trousseau, etc.

P. 701. Recherches sur le croup (Roger et Sée). Il ressort du résumé présenté à la Société des Hôpitaux par Roger et Sée, que depuis l'extension prise par la trachéotomie, sur 562 croups, on a obtenu en bloc 175 guérisons, c'est-à-dire 31 p. 100. 466 ont nécessité l'opération et ont donné 126 succès ou 27 p. 100. Sur 62 opérations à la période ultime du croup, il y a eu 13 succès ou 21 p. 100.

Sur 39 opérations avant l'asphyxie complète, on a eu à enregistrer 25 guérisons ou 64 p. 100. Les statistiques antérieures à la trachéotomie ne donnaient que 14 succès pour 100.

P. 724 et 783. Nous allons ici mettre en regard les statistiques obtenues par Bouchut et Trousseau, statistiques qu'ils présentèrent à l'Académie de médecine lors de la fameuse discussion sur le tubage de la glotte et la trachéotomie. La différence que l'on va constater se comprend assez facilement, si l'on songe que Bouchut, partisan acharné du tubage de la glotte, voulait autant que possible substituer sa méthode à celle dont Brétonneau était le père et Trousseau le parrain.

Statistique de Bouchut.

	opérés	morts	guérisons
Gosselin, sur	23 opérés, a eu 23 morts, et		0 guérisons
Brochin	3	3	0
Follin	15	13	2
Broca	10	4	6
Depaul	7	6	1
Ad. Richard	12	10	2
A. Guérin	12	11	1
Michon	20	18	2
Deguise	12	12	0
Laugier	8	7	1
Velpeau	13	9	4
Huguier	8	8	0
Jarjavay	12	12	0
Faure	6	6	0
Auzias	2	1	1
Robert	21	18	3
Nélaton	36	33	3
Jobert de Lamballe	60	50	10
Lenoir	20	19	1
Desormaux	11	9	2
Monod	40	40	0
	351	312	39

Cette statistique est tout simplement désolante. Heureusement, il s'en trouve d'autres qui rassurent et puis, M. Bouchut ne s'est pas appliqué à rechercher les résultats qui parlaient en faveur de la trachéotomie et la remettaient conséquemment au rang qu'elle doit occuper.

Statistique de Trousseau.

Sur 57 trachéotomies faites par Bardinet et ses
      confrères à Limoges, on a eu........ 17 guérisons
  6   Saussier, de Troyes............... 3
 13   Beylard 4
 17   Moynier........................... 8
 21   Archambault...................... 8
  6   Lalois de Belleville.............. 3
  2   Viard de Montbrard............... 1
  9   Petel............................. 5
 131   49

Depuis, dit Trousseau, qu'on a porté une plus grande attention sur
le traitement consécutif, le nombre des succès s'est accru :

Richet, sur	9 opérés,	compte	5 guérisons.
Follin,	7		2
Broca,	12		6
Richard,	5		2
Demarquay,	6		2
	39 opérés.		17 guérisons.

Auparavant sur 20 opérés, on avait 20 morts.

1858. Thèse de Créquy (Notice sur le croup et les affections diphthéritiques observées à l'hôpital St-Eugénie, pendant le premier
semestre de 1858).

18 opérations. 5 succès.

Créquy cite 3 observations personnelles.

Obs. I. — Enfant de 5 ans. Croup. Trachéotomie en un seul coup
de bistouri. Mort.

Obs. II. — Enfant de 4 ans. Croup. Trachéotomie. Guérison.

Obs. III. — Enfant de 6 ans. Croup. Trachéotomie. Guérison au
bout de dix jours.

1858. Thèse de Millard (De la trachéotomie dans les cas de croup).

Observations recueillies à l'hôpital des Enfants-Malades Années
1857 et 1858 (premier semestre).

Opérés.

1857	39 garçons.	4 guéris.	1/10
»	31 filles.	12	1/3
	70	16	1/5

1858	23 garçons.	4 guéris.	1/6
(1er semestre.)	31	9	1/4
	54	13	1/5

1858	4 garçons.	3 guéris.
(juillet.)	5 filles.	4
	9	7

Ainsi dans l'année 1858 jusqu'au 1er août :

27 garçons.	7 guéris.	1/4
36 filles.	13	1/3
63 opérés.	20 guéris.	1/3

Il est curieux de rapprocher ces faits de ceux qui ont été rapportés par Trousseau dans le *Journal des Connaissances médico-chirurgicales* de 1834.

D'autre part, nous lisons dans la thèse de Bataille de 1853, qu'en 1852 sur 16 guérisons après trachéotomie, il y avait dix filles. En 1856, à l'Hôpital des Enfants, les garçons ont donné 11 succès sur 33 ou 1/3, tandis que les filles n'en ont donné que 6 sur 21 ou 2/7.

Pourquoi ce nombre plus considérable de guérisons dans le sexe féminin? *Adhuc sub judice lis est.* Ce n'est peut-être que l'effet d'une simple coïncidence. En tous les cas, il y a à tenir compte de conditions beaucoup plus sérieuses que le sexe et ces conditions ne sont pas malheureusement consignées dans toutes les observations.

Millard rapporte 56 faits. Nous y trouvons 34 morts et 22 guérisons.

Date de l'ablation de la canule dans les 22 cas de guérison rapportés par Millard.

Au 3e jour	—	1
4e	—	5
5e	—	3
6e	—	3

7e jour	—	1
11°	—	2
12°	—	2
13°	—	2
14°	—	1
17°	—	1
29°	—	1

D'après ses calculs la durée moyenne du traitement peut être estimée approximativement à 29 jours (de 14 jours à 51).

1859. Thèse de Duhomme (Quelques considérations sur la trachéotomie).

L'auteur cite la statistique de l'hôpital des Enfants pour l'année 1855 (40 opérations, 10 succès) et celle de la Maison de Santé pour 1858. Voici cette dernière :

Obs. I. — Grippe. Laryngite. Rétrécissement du larynx. Homme de 37 ans. Trachéotomie. Guérison.

Obs. II.— Homme de 54 ans. Plaie par arme à feu de la langue, du voile du palais et du pharynx. Enorme tuméfaction des parties. Trach. Guérison.

Obs. III. — Laryngite ulcéreuse. OEdème de la glotte. Homme de 40 ans. Trach. Guérison.

Obs. IV. — Laryngite, chronique nécrose des cartilages. Homme de 55 ans. Trach. Guérison.

Obs. V. — Rétrécissement syphilitique de la trachée pris pour une laryngite syphilitique avec œdème de la glotte, mort. (L'obstacle existait plus bas que l'orifice inférieur de la canule).

En tout 5 opérations, 4 guérisons.

La statistique allemande nous montre que les corps étrangers de la trachée fournissent un quart des décès sur le nombre des opérés.

Nous trouvons encore dans la thèse de Duhomme une observation prise au bulletin de thérapeutique du mois de mars 1857, p. 138. C'est un cas de croup consécutif à une rougeole. M. Edwards (Edinburgh, *Medic. Journal*, 1856) fit la trachéotomie et guérit son malade.

1859. —Thèse de Menocal. Du croup des adultes. 5 observations, 5 morts.

Obs. I. — Femme de 27 ans, trachéotomie, mort.

Obs. II. — Femme de 22 ans, trachéotomie, mort.

Obs. III. — Homme de 35 ans, angine et coryza couenneux, croup à forme maligne, trachéotomie, mort.

Obs. IV. — Homme de 26 ans, phthisie au 3ᵉ degré, hypertrophie du foie et de la rate, quelques symptômes de leucémie, angine diphthéritique, trachéotomie, mort.

Obs. V. — Femme de 23 ans, croup, trachéotomie, mort.

Pour expliquer le résultat fâcheux que nous venons de signaler, laissons parler Menocal lui-même :

« Les accidents, dit-il dans ses conclusions, qui surviennent dans le croup des adultes ne réclament que très-rarement l'intervention de la trachéotomie et, dans les quelques cas où elle est indiquée, il existe le plus souvent des complications telles qu'elles laissent au médecin peu d'espoir sur les suites de l'opération. »

1859. *Gazette médicale de Strasbourg*, p. 42. Cas de croup traité par les vomitifs, par la méthode de Loiseau et enfin par la trachéotomie. Enfant de 2 ans 1/2, guérison. (Radat.)

P. 154. Observation de croup, trachéotomie, guérison. (Belin de Colmar.)

1860. Thèse de Garnier. Compte-rendu des faits de diphthérie observés à l'hôpital Sainte-Eugénie dans le service de Barthez pendant l'année 1859.

Il note sur 69 opérations, 3 emphysèmes, 3 abcès du médiastin, 5 ulcérations de la trachée.

1860. *Gazette médicale de Paris.*

P. 655. Plaie pénétrante du larynx, asphyxie, laryngo-trachéotomie, guérison. (Reynier.)

P. 752. Trachéotomie dans un cas d'asphyxie produite par le chloroforme (Langenbeck).

P. 752. Rapport sur 24 opérations de trachéotomie pratiquées dans la dernière période du croup, 10 guérisons. (Fock.)

1862. *Archives générales de médecine.*

Statistique du croup à l'Hôpital des Enfants en 1859 et 1860.
(Roger.)

En 1859	231 cas.	71 guérisons.
En 1860	215 cas.	64 guérisons.

Sur ce nombre il y a une part à faire au traitement médical, une au

traitement chirurgical, une peut-être aussi à la *natura medicatrix*.
Voici celle du traitement chirurgical :

1859	164 opér.	124 morts.	40 guér.	ou 24,39 0/0
1860	130 opér.	105 morts.	25 guér.	ou 19,23 0/0
1861 (10 mois)	82 opér.		25 guér.	ou 30,48 0/0

La moyenne des guérisons a donc été de 24.68. Pour la généralité des cas, dit Roger, les chances de salut qu'apporte l'opération sont en moyenne de 19 à 20 p. 0/0.

C'est autant d'individus qu'on arrache à une mort certaine, car il ne s'agit ici que du croup mortel et non des cas relativement bénins qui se guérissent pour ainsi dire tout seuls.

1862. *Union médicale*, p. 277 : 3 cas de trachéotomie, 2 guérisons. (Cl. Gigon.) Le cas le plus curieux est le suivant :

Enfant de 3 ans 1/2, croup, végétations polypiformes trachéales, 2 opérations de trachéotomie pratiquées à un mois de distance sur le même sujet, guérison.

P. 475. Note sur la trachéotomie. (Legros.)

Enfant de 4 ans, guérison. L'opération fut faite par la méthode lente et l'on se servit du ténaculum de Chassaignac pour fixer la trachée. Dans le but d'éviter une hémorrhagie gênante, Legros décolla une portion de la thyroïde.

1862. *Gazette hebdomadaire de médecine et de chirurgie*, p. 641.

Deux cas d'ossification de la trachée par l'effet de la canule à demeure chez l'homme. (Farge d'Angers).

Bouley signale la même année à l'Académie de médecine une sécrétion osseuse de la trachée chez le cheval produite par la présence des canules. (*Gaz. médic.*, 1862, p. 617.)

P. 702. Trachéotomie sur un enfant de 3 mois (Annandale), mort.

Enfant de 7 mois (Bell d'Édinbourg), guérison.

Enfant de 13 mois (Barthez), guérison.

En 1830, Scoutteten avait opéré sa fille âgée de 6 semaines. et en 1834 Trousseau un enfant de 13 mois. Ces deux opérations avaient été suivies de succès.

Le Dr Dumontpallier en conclut que le jeune âge ne saurait être une contre-indication de la trachéotomie.

Voici du reste des faits qui semblent lui donner raison.

P. 807. Trachéotomie chez un enfant de 22 mois atteint de croup.

Moreau.   4

Grand nombre d'accidents consécutifs parmi lesquels un vaste érysipèle du tronc; guérison complète.

— Trachéotomie chez un enfant de 23 mois; croup, guérison malgré une scarlatine intercurrente.

— Trachéotomie chez un enfant de 28 mois atteint de croup, rougeole, puis scarlatine intercurrente ; impossibilité pour le malade de se passer de canule pendant plusieurs mois, nécessité d'un nouveau débridement, guérison.

— Trachéotomie chez un enfant de 29 mois atteint de diphthérite nasale, pharyngée et laryngée ; guérison.

Les cas précédents sont empruntés au Dr Laborde.

P. 605. Tube à trachéotomie tombé dans la bronche gauche, opération, guérison. (Spence.)

P. 101. Observation de croup ayant débuté par le larynx chez un enfant de 3 ans et 6 mois, guérison par la trachéotomie sans accidents consécutifs. (Ledru de Clermont.)

1863. Thèse de Fischer. (Des soins consécutifs à la trachéotomie), 5 observations.

Obs. I. — Enfant de 4 ans 1/2, trachéotomie faite par Guersant, pneumonie consécutive, guérison.

Obs. II. — Trachéotomie pour un corps étranger, enfant de 7 ans, pleuro-pneumonie, guérison.

Obs. III. — Enfant de 3 ans, trachéotomie, mort 36 heures après.

Obs. IV. — Enfant de 3 ans, trachéotomie, emphysème cutané guérison.

Obs. V. — Enfant de 9 ans 1|2, trachéotomie, éclampsie, guérison.

En tout : 4 guérisons sur 5 cas.

Sur neuf trachéotomies faites par Guersant en 1862 et 1863, nous avons 5 guérisons à noter.

La statistique donnait alors 1 succès sur 2,6 à Paris, sur 3,6 en province, sur 3,8 à l'Hôpital des Enfants.

1863. Thèse de Pouquet. (Considérations pratiques sur la trachéotomie dans le cas de croup.)

Statistique de l'hôpital Sainte Eugénie.

	Cas de diphthérie.	Trachéotom.	Guérisons.
En 1854	16	5	1
1855	30	7	2
1856	32	15	3
1857	50	23	2
1858	115	70	11
1859	134	66	8
1860	85	29	5

Cette statistique diffère de celle donnée par Fischer et Bricheteau, ainsi que de celle de Sanné. Tout cela dépend de la façon dont on s'est procuré les chiffres. Sur les registres administratifs, il y a forcément beaucoup d'omissions, tandis que les renseignements pris auprès des internes et des chefs de service qui notent avec soin les différents malades qu'ils ont eu à traiter sont toujours plus exacts.

Statistique de Fischer et Bricheteau.

1854	6 trachéotom.	0 guérisons.
1856	13	5
1857	25	6

La proportion de 1 guérison sur 6,8 qu'on avait alors à l'hôpital Sainte-Eugénie était de 1 sur 4 à l'Hôpital des Enfants.

On ne peut mettre en doute l'habileté des opérateurs. Est-ce le milieu, est-ce le procédé opératoire suivi qu'il faut mettre en jeu?

1863. *Gazette médicale de Paris,* p. 554.

Trachéotomie faite chez un enfant âgé de 3 mois, œdème de la glotte, mort au bout de 7 semaines.

1863. *Gazette hebdomadaire de médecine et de chirurgie,* p. 278 et 63.

Traitement du croup. (Fischer et Bricheteau.)

Du mois de mars 1854 au 15 avril 1861, on a observé à l'hôpital Sainte-Eugénie 534 croups, 374 ont été trachéotomisés, 160 non opérés, 58 ont guéri parmi ces derniers. Il en ressort que par le traitement médical il y a eu 10,8 0/0 de succès et 90 0/0 d'insuccès. Sur les 374 trachéotomies, il y a eu 67 guérisons. En résumé, 125 malades ont guéri. C'est une proportion de 23,4 0/0

A l'Hôpital des Enfants malades, 1006 opérations ont fourni 264 succès ou 26,2 0/0.

Avec le traitement médical, on y a obtenu, en 1859, 35 guérisons. sur 234 cas.

D'un autre côté, le traitement médical donnait à l'hôpital Sainte-Eugénie :

En 1858	10 guérisons sur	145 cas
1859	16	158
1860	7	79

Comme on le voit, le traitement médical a donné des résultats très-peu satisfaisants. La trachéotomie, au contraire, a prouvé amplement ce qu'on pouvait attendre d'elle. Si elle n'a pas toujours répondu à l'attente des médecins, c'est qu'elle était pratiquée souvent dans de fort mauvaises conditions et que son traitement consécutif n'était pas quelquefois très-rationnel.

La statistique de Bourdillat nous montrera la progression croissante des guérisons à l'hôpital Sainte-Eugénie de 1860 à 1867.

1864. *Bulletin de thérapeutique* (De la trachéotomie dans le croup (Guersant). 32 opérés avec une canule simple. 30 morts.

1867. *Bulletin de la Société méd. des Hôpitaux* 2° série, p. 180.

Un cas de trachéotomie heureuse chez un enfant de 16 mois, par le Dr Isambert. Le procédé employé fut celui de Chassaignac.

P. 200. De la trachéotomie dans la période ultime du croup (Archambault).

67 trachéotomies, dont 65 pratiquées chez des enfants et 2 chez l'adulte ont donné 21 guérisons pour les premiers, 2 morts pour les seconds.

P. 217. Statistiques pour servir à l'histoire de la trachéotomie (Bourdillat).

16 opérations faites à l'hôpital Ste-Eugénie dans le service de M. Bergeron, ont été suivies de 10 guérisons. Le procédé employé a été le procédé mixte de Bourdillat.

Statistique des trachéotomies à l'hôpital Ste-Eugénie depuis 1860.

En 1860	55 opérations.	8 guér., soit	14 0/0
1861	76	13	17 0/0
1862	111	22	19 0/0
1863	112	34	30 0/0
1864	121	15	12 0/0
1865	147	46	31 0/0
1866	129	45	35 0/0
1867 (1er semest.)	62	25	40 0/0

Pendant cette période sur 158 malades non opérés 94 guérirent.

De 1854 à 1860, tandis que la mortalité par le croup était de 85 p. 100 à l'hôpital Ste-Eugénie, elle n'était que de 75 aux Enfants-Malades. Nous venons de voir les brillants résultats obtenus grâce à l'opération. On pourra peut-être s'étonner du chiffre très-respectable des guérisons survenues chez les individus non-opérés (94 sur 158). Mais il faut ne pas oublier que la trachéotomie est réservée en général aux cas les plus graves, tandis que l'on traite seulement par les moyens médicaux les cas relativement bénins. Il serait bon pourtant, afin de pouvoir mieux asseoir son jugement et prendre une décision plus valable de noter toujours chez les malades que l'on a à soigner, les différentes conditions favorables ou défavorables, dans lesquelles ils se présentent à vous, c'est ce manque de renseignements qui nous oblige à ne pas nous prononcer d'une façon absolue.

1869. Thèse de Sanné (Etude sur le croup après la trachéotomie. Evolution normale. Soins consécutifs. Complications).

Hôpital Ste-Eugénie (Service de M. Barthez).

En 1855	0 cas opérés.	1 complications.
	2 guérisons.	1 complication.

En 1856	14 opérés.	4 complications.
	3 guérisons.	1 complication.

La statistique de 1857 manque, mais nous l'avons rapportée plus haut (Thèse de Pouquet, traité de Fischer et Bricheteau).

En 1858	73 opérés.	6 complications.
	11 guérisons.	1 complication.
En 1859	76 opérés.	13 complications.
	20 guérisons.	3 complications.
En 1860	34 opérés.	13 complications.
	7 guérisons.	1 complication.
En 1861	37 opérés.	18 complications.
	1 guérison.	2 complications.
En 1862	62 opérés.	34 complications.
	19 guérisons.	14 complications.
En 1863	54 opérés.	26 complications.
	18 guérisons.	10 complications.
En 1865	39 opérés.	29 complications.
	27 guérisons.	22 complications.
En 1866	64 opérés.	29 complications.
	22 guérisons.	12 complications.

(1 guérison sur 2,90.)

En 1867	30 opérés.	17 complications.
	10 guérisons.	5 complications.
En 1868	82 opérés.	44 complications.
	17 guérisons.	12 complications.

(1 guérison sur 4,61.)

Sur les 17 sortis guéris dans cette dernière année, 12 avaient offert des lésions du même genre.

S'appuyant sur 108 observations, Sanné nous apprend que c'est entre le cinquième et le neuvième jour que l'ablation définitive de la canule s'est faite le plus fréquemment. La cicatrisation de la plaie a été complète 46 fois sur 68 dans les 22 premiers jours.

Voyons maintenant quels ont été le degré de fréquence et la nature des complications imputables à la trachéotomie.

Hémorrhagie. — Sur 19 cas, 11 décès ont été causés soit directement par l'hémorrhagie, soit par l'anémie consécutive.

Érysipèle

En 1856	sur	4 complications	1 érysipèle.
1861		18	1
1862		34	1
1863		26	2
1865		39	1
1866		29	2
1867		17	3
1868		44	2
		211	13

13 érysipèles sur 211 complications et sur 391 opérations, c'est-à-dire 6,10 sur 100 complications et 3.32 sur 100 opérations.

Gangrène.

En 1855	sur	4 complications	1 gangrène.
1856		4	2 ou 3
1858		6	3
1860		18	6
1861		18	6
1862		34	12
1863		26	2
1865		39	23
1866		29	6
1867		17	5
1868		44	35
		239	101

101 gangrènes sur 239 complications et sur 507 opérations, ou 42 gangrènes sur 100 complications et 20 sur 100 opérations.

Diphthérie.

En 1855	sur	4 complications	2 diphthéries.
1856		4	1
1860		18	6
1861		18	6

1862	sur	34 complications	5	diphthéries
1863		26	7	
1865		39	22	
1866		29	9	
1867		17	7	
1868		44	9	
		233	74	

74 diphthéries sur 233 complications et sur 434 opérations ou 31,7 pour 100 complications et 17 pour 100 opérations.

Sanné a noté dans 16 autopsies l'état de la plaie de téguments et il a trouvé :

      6 fois la gangrène,
      2 fois la diphthérie,
      2 fois une ulcération simple,
      6 fois la plaie était saine.

Sur 31 observations consignées dans cette thèse, nous remarquons 20 cas de mort et 11 de guérison. Voici ces derniers :

1. Enfant de 5 ans. Angine et paralysie diphthéritiques. Asphyxie lente. Troisième période. Trachéotomie. Cicatrisation de la plaie le seizième jour. Ablation de la canule le cinquième.

2. Enfant de 5 ans. Trachéot. à la troisième période. Paralysie. Diphthérie de la plaie. Ablation de la canule le treizième jour. Cicatrisation le vingt-unième.

3. Enfant de 6 ans. Convalescence de scarlatine. Urticaire. Angine couenneuse. Croup. Trachéotomie à la troisième période. Albuminurie. Ablation définitive de la canule le dixième jour. Cicatrisation le dix-neuvième.

4. Enfant de 6 ans. Rougeole. Croup. Trachéotomie à la troisième période. Accès de suffocation. Paralysie du pharynx et des membres. Ablation définitive de la canule le neuvième jour. Cicatrisation le vingt-deuxième jour.

5. Trachéotomie à la troisième période chez un enfant de 3 ans. Eruption scarlatiniforme. Rejet de fausses membranes jusqu'au vingt-deuxième jour. Ablation de la canule le trente-deuxième jour. Cicatrisation presque complète le trente-troisième. Hémorrhagie par la canule le dix-huitième jour.

6. Enfant de 6 ans. Croup à la troisième période. Trach. Hémorrhagie après l'opération. Gangrène de la plaie. Paralysie. Ablation

de la canule le neuvième jour. Cicatrisation le vingt-quatrième jour.

7. Enfant de 4 ans. Croup à la troisième période. Trachéotomie. Emphysème sous-cutané. Erysipèle de la plaie. Ulcération consécutive. Ablation de la canule le dix-septième jour. Hémorrhagie consécutive. Cicatrisation presque complète le vingt-unième jour.

8. Enfant de 4 ans. Trachéotomie. Croup à la troisième période. Accès de suffocation. Diphthérie de la plaie. Erysipèle de la plaie et de tout le corps. Ablation définitive de la canule le neuvième jour. Cicatrisation le vingt-deuxième.

9. Enfant de 2 ans 1/2. Trachéotomie. Angine. Accès de suffocation. Hémorrhagie consécutive. Diphthérie de la peau. Gangrène de la plaie. Paralysie. Ablation de la canule le dix-septième jour. Rejet des fausses membranes jusqu'au onzième jour. Cicatrisation complète le vingt-cinquième jour.

10. Enfant de 5 ans. Trachéotomie. Ablation tardive de la canule par spasme de la glotte.

11. Enfant de 6 ans 1|2. Trachéotomie à la troisième période du croup. Ablation de la canule le cinquième jour. Toux spasmodique après chaque changement de canule. Cicatrisation le vingtième jour. Pleurésie.

Si nous avons signalé en particulier chacune de ces observations, au lieu de donner un résultat brut, c'est que nous avons voulu montrer la gravité exceptionnelle des cas en face desquels on s'est trouvé. L'âge n'a pas été défavorable c'est vrai, mais les accidents fâcheux qui sont survenus dans chacun de ces cas, nous montrent ce dont la trachéotomie est capable. Toutes les opérations, en effet, ont été faites à la troisième période, c'est-à-dire à un moment où toute espèce de médication est impuissante, où l'enfant abandonné à lui-même est voué à un mort certaine. Et non-seulement, les conditions dans lesquelles on opérait ici, ont été déplorables, mais les accidents consécutifs, hémorrhagie, gangrène, diphthérie, érysipèle, etc., ont été des plus graves et suffisaient largement à eux seuls à amener un dénouement fatal. Néanmoins, la cicatrisation a été obtenue assez rapidement et les enfants ne se sont pas ressentis des suites de leur terrible affection. Toutes ces raisons nous ont déterminé à donner un peu longuement l'exposé qui précède.

1869. Thèse de Planchon (Faits cliniques de laryngotomie). Le Dr Planchon cite 2 observations de section horizontale de la membrane thyro-hyoïdienne, 4 observations de section du cricoïde et des premiers anneaux de la trachée, c'est-à-dire de laryngo-trachéotomie pratiquée pour des tumeurs du larynx et des corps étrangers. Sur les 29 observations de laryngotomie directe rapportées par l'auteur, nous ne trouvons que 2 guérisons.

Ce n'est guère encourageant, il faut l'avouer.

1874, *Gazette des Hôpitaux*, p. 281.

Trachéotomie chez un adulte avec le galvano-cautère. Guérison (Tillaux).

L'opérateur fit des incisions lentes avec la convexité d'une anse de platine chauffée au rouge sombre. Cette anse agissait surtout par pression. La trachéotomie dura sept minutes. Outre une eschare assez profonde, on put constater une rougeur intense au devant du sternum ; celle-ci avait été produite par le rayonnement de la chaleur. Le travail de l'élimination des eschares détermina la chute dans la trachée, le long de la canule, de quelques gouttes de sang et de pus. Cela produisit quelques quintes de toux. Le malade guérit.

P. 317. Polype trachéal. Trachéotomie. Mort subite trois mois après.

P. 389. Mort subite plusieurs mois après l'opération de la trachéotomie (Calvet).

P. 737. Croup bronchique chez un enfant de 14 ans. Trachéotomie. Aspiration des fausses membranes à l'aide de la sonde bougie à bout coupé. Guérison (Watelet).

1874. Thèse de Héral (Considérations générales sur la trachéotomie et sur la galvano-caustique thermique appliquée à cette opération).

Héral cite deux observations : celle de Tillaux que nous venons de mentionner et une seconde empruntée à la clinique de Verneuil. Il s'agit d'une laryngite chronique d'origine syphilitique. La trachéotomie fut faite pour un œdème de la glotte concomitant. Une hémorrhagie éteignit le cautère. On fut obligé de terminer l'opération avec le bistouri boutonné et de projeter de l'eau froide pour arrêter cette hémorrhagie. Le malade mourut d'une pneumonie à marche rapide.

1874. Mémoires de la Société de chirurgie de Paris. Le galvano-cautère appliqué à la trachéotomie chez l'adulte (Krishaber).

Deux faits. Dans le premier, il s'est produit une hémorrhagie secondaire. Dans le second, une artériole a donné du sang que le cautère n'a pu arrêter. En présence des cas précédents qui semblent militer en faveur du bistouri, nous devons cependant mentionner trois cas de trachéotomie galvanique chez l'enfant. Ces derniers sont rapportés par Verneuil dans son rapport sur le travail de Krishaber. L'hémostase immédiate fut complète et facilement réalisée.

1875. *Bulletin général de thérapeutique.* Enfant de 5 ans. Trachétotomie pratiquée deux fois à un mois d'intervalle. Guerison. (Périer). (Communication à la Société de chirurgie).

1876. De la galvanocaustique thermique. Amussat. Corps étranger dans les voies respiratoires. Trachéotomie faite avec l'anse galvanique. Expulsion du corps étranger. Guérison.

L'enfant qui était âgé de treize ans, fut opéré le 13 avril ; la plaie était cicatrisée le 21 mars. Voici quelques détails sur l'opération :

Le Dr Amussat perça la trachée à sa partie moyenne avec une aiguille courbe portant un fil de platine double et en fit ressortir la pointe au-dessous du cartilage cricoïde. L'espace compris dans l'anse métallique avait environ 3 centim. 1/2 extérieurement. Le fil de platine coupé , on retira l'aiguille et l'un des fils mis en rapport avec une pile chirurgicale; rougit et arrêta le peu de sang coulant par les orifices d'entrée et de sortie de l'aiguille. L'autre fil resta comme fil d'attente, dans le cas où le premier viendrait à casser. La section des tissus compris dans l'anse métallique eut lieu en quelques minutes et sans le moindre écoulement sanguin.

1877. *Société de chirurgie.* De la trachéotomie par le thermo-cautère (Poinsot). Rapport de Saint-Germain sur ce mémoire.

M. Poinsot a fait avec le thermo-cautère, 6 trachéotomies, à savoir 4 chez l'enfant, 2 chez l'adulte.

Obs. I. — La première date du 10 août 1876, époque à laquelle on n'avait encore fait aucune trachéotomie avec l'instrument qu'a employé le jeune et brillant chirurgien de Bordeaux. Il ne se répandit pas une goutte de sang, tant que l'instrument fut en action. Sous l'influence de la dénudation de la trachée à l'aide de la sonde cannelée, il y eut une petite hémorrhagie. L'opération dura deux minutes. Le malade mourut dix-huit heures après.

Obs. II. — Hémorrhagie primitive, le couteau ayant été trop chauffé. Durée de l'opération, 3 minutes. Pas d'hémorrhagie consécutive. Mort le 7º jour. La plaie, siége d'une large eschare grisâtre commençait à bourgeonner.

Obs. III. — Hémostase absolue. Léger suintement au moment de l'ouverture de la trachée par le bistouri. Mort au bout de deux jours.

Obs. IV. — Hémostase complète. Mort le lendemain.

Obs. V. — Phthisie laryngée. La trachée est ouverte sans une goutte de sang. L'opération dura une minute. Le 6° jour, on constatait sur la plaie des eschares de 2 centim. de largeur. Au bout de vingt jours, la plaie était rosée et très-bourgeonnée. Le malade mourut.

Obs. VI. — Fille de 14 ans. Laryngite syphilitique. Au milieu de l'opération, légère hémorrhagie arrêtée par le thermo-cautère. (Ici il est fait mention de l'ébullition de la graisse). Les jours suivants, très-légère hémorrhagie secondaire et élargissement notable de la plaie (4 centimètres de large sur 5 cent. 1/2 de long.) Guérison.

Dans toutes ces opérations dont une seule malheureusement a été suivie de succès, M. Poinsot a employé la méthode qui a été indiquée cette année à la Société de chirurgie, par le Dr Denucé de Bordeaux, méthode qui consiste à diviser les tissus jusqu'à la trachée par le thermo-cautère et à ouvrir le conduit aérien dénudé par la sonde cannelée, au moyen du bistouri dont on se sert habituellement.

Statistique des opérations faites avec le galvano-cautère et le thermo-cautère.

Galvano-cautère.	Thermo-cautère.
6 par Verneuil.	1 par Verneuil.
2 par Burns père.	1 par Mauriac.
1 par Voltolini.	1 par Tillaux.
5 par Krishaber.	1 par Labrie.
2 par Labrie.	1 Gillette.
1 par Bourdon.	3 Denucé.
1 Tillaux.	1 Krishaber.
	6 Poinsot.
18	15

En tout 33 opérations par les procédés thermiques, rapportés dans le mémoire de Poinsot.

Ces 33 opérations ont amené 15 succès complets et entièrement indiscutables. Dans 12 cas, l'arrêt de l'hémorrhagie a toujours été obtenu. Dans 7 cas, il y a eu des hémorrhagies abondantes. Enfin on a observé 6 hémorrhagies secondaires dans 29 faits.

Dans son rapport, Saint-Germain parle de deux malades opérés par lui avec le thermo-cautère, l'un dans le service de Labrie, l'autre dans celui d'Archambault.

Le 1er a présenté des eschares intéressant le segment antérieur de la trachée, et offre à considérer, aujourd'hui qu'il est guéri, un enfoncement installé au niveau de la plaie.

Le 2° a vécu trois jours, mais présentait au moment de la mort, une plaie d'une largeur énorme.

Quoi qu'il en soit, dans les 10 opérations de Krishaber, 7 fois la cicatrisation s'est effectuée normalement et même rapidement sans trace d'eschare et de retrécissement.

Sur ces 10 observations, on a eu à constater une hémorrhagie primitive et deux hémorrhagies secondaires.

1877. 30 mai. Discussion à la Société de chirurgie sur l'emploi du thermo-cautère dans la trachéotomie. M. Paulet a observé un enfant opéré par Verneuil avec le thermo-cautère. L'incision de la trachée avait été faite au moyen du bistouri. Au bout de 48 heures le malade présentait une eschare ayant la largeur d'une pièce de cinq francs. De plus on constatait tous les degrés de la brûlure du menton au thorax, ainsi qu'une rougeur érysipélateuse de cette région. La douleur était très-considérable.

On ne peut attribuer ici l'eschare au contact de la graisse en fusion, le cou de l'enfant était long et maigre.

Séance du 6 juin. — M. Gillette a vu un malade opéré par Krishaber à l'aide du thermo-cautère, ayant 18 jours après, une perte de substance capable de loger un petit œuf de poule.

Séance du 13 juin. — Lettre de Krishaber. Après 21 opérations dont 11 au bistouri et 10 par les procédés thermiques, le séjour de la canule a été de 75 jours au moins. Le galvano-cautère, le thermo-cautère ont produit 6 fois sur 10 une tuméfaction assez considérable de tissus mous dès le lendemain de l'opération.

M. Verneuil cite 2 opérés à l'aide du galvano-cautère, qu'il a revus longtemps après indemnes de toute complication.

Nous rapportons les faits précédents sans commentaires. Nous nous réservons dans la 2° partie de notre thèse en parlant de différents procédés de trachéotomie, de faire ressortir les avantages et les inconvénients de la méthode thermique.

Qu'on nous pardonne donc l'aridité des renseignements que nous venons de publier.

Mai 1877 *Bordeaux Médical*.

Trachéotomie avec le thermo-cautère chez un enfant de 7 ans. (Lande.)

La trachée a été incisée avec le bistouri selon la méthode de Denucé. A ce moment, il y a eu une petite hémorrhagie. L'enfant a guéri.

Juin, 1877. Trachéotomie avec le thermo-cautère chez un enfant de 4 ans 1|2. (Dudon.) Incision de la trachée avec le bistouri, pas d'hémorrhagie, mort après 48 heures.

Gazette des hôpitaux, 1876, p. 465. A l'hôpital Sainte-Eugénie, pendant le 1ᵉʳ trimestre de 1876, 13 croups opérés dans le service de Gassicourt n'ont été suivis que d'un succès, 21 croups opérés dans le service de Bergeron ont fourni 4 succès.

A l'hôpital des Enfants malades, dans le service d'Archambault, pendant le même laps de temps, le rapport de Besnier relate sur 9 opérations faites sur des filles, 0 succès, et sur 9 opérations faites sur des garçons, 1 succès.

Dans le service de Labrie, 2 succès pour 14 croups opérés.

P. 454. Mémoire de Revillod de Genève, 87 trachéotomies, 38 guérisons.

P. 873. Croup, trachéotomie au 4ᵉ jour, perte de connaissance, cécité, agitation, mort en quelques heures, infarctus pulmonaires et sous-cutanés, thrombose de l'artère basilaire. (Bouchut, hôpital des Enfants.)

Dans les cas que nous venons de rapporter, l'opération a été faite avec le bistouri par le procédé classique. Nous allons transcrire la statistique des opérations de Saint-Germain donnée dans la thèse de Boissier. Toutes ont été faites en un temps, et c'est à la crico-trachéotomie qu'on a eu recours.

1877. Des différents procédés de trachéotomie dans le croup et plus particulièrement de la trachéotomie en un seul temps. (A. Boissier.)

Statistique des opérations de trachéotomie, faites par M. de Saint-Germain de 1873 à 1876.

1873	10 opér.	{	6 en ville.	4 guéris.
			4 à l'hôpital.	0 guéris.
1874	21 opér.	{	12 en ville.	5 guéris.
			9 à l'hôpital.	2 guéris.
1875	18 opér.	{	7 en ville.	2 guéris.
			11 à l'hôpital.	3 guéris.
1876	26 opér.	{	15 en ville.	3 guéris.
			11 à l'hôpital.	4 guéris.
	75		40 en ville.	14 guéris.
			35 à l'hôpital.	9 guéris

Opérations de trachéotomie pratiquées à la salle Saint-Jean (service de Labrie) pendant l'année 1876, procédé en un temps :

Au 18 novembre, sur 50 trachéotomies, on comptait 40 morts et 9 guérisons. Un malade était encore dans la salle.

Boissier a pratiqué 25 trachéotomies. Il a obtenu 6 guérisons. 20 fois il a employé le procédé en un temps, 12 fois il a réussi. Les 8 autres fois il a été obligé soit de donner un second coup de bistouri (5 cas), soit d'agrandir avec le bistouri boutonné la plaie trop étroite de la première incision (3 cas).

Dans les 5 autres opérations, faites par le procédé de Bourdillat, il n'a pas eu d'hémorrhagie.

En 1877, Saint-Germain a fait 11 trachéotomies qui, ajoutées aux 25 de Boissier, donnent un total de 36 opérations; 2 fois il s'est produit une hémorrhagie mortelle ; 4 fois une hémorrhagie légère par la canule; 3 fois l'écoulement sanguin assez fort a été arrêté par l'introduction de la canule. On a observé 2 gangrènes de la plaie et 3 diphthéries.

Laryngo-trachéotomie par le cautère actuel.

Opération pratiquée par Saint-Germain dans son service sur un enfant de 3 ans.

L'opérateur introduisit dans le larynx par la membrane crico-thyroïdienne un bistouri mince et boutonné porté au rouge cerise. Il fit la section, à l'aide du même bistouri resté dans la plaie du cricoïde et de un ou deux anneaux de la trachée.

L'infection diphthéritique continua. Les bords de la plaie étaient grisâtres, œdématiés. L'edfant mourut.

Une seconde opération de ce genre pratiquée par Saint-Germain et rapportée également dans la thèse de Boissier eut une issue funeste.

Ces deux essais de Saint-Germain, si peu encourageants, ont du reste été, croyons-nous, les seuls tentés chez l'homme, bien que le cautère cultellaire ait été préconisé par Héral (thèse 1874) et par Muron qui l'a expérimenté sur 22 chiens et n'a eu que 2 hémorrhagies.

Nous terminerons cette statistique par la liste des opérations pratiquées à Bordeaux par quelques chirurgiens qui nous ont obligeamment donné leurs résultats.

M. le Dr Dudon a fait 21 trachéotomies pour des affections diphthéritiques du larynx. Dans 20 cas, il s'est servi du bistouri et a compté

8 guérisons. Dans un, il a employé le thermo-cautère et n'a pas eu le bonheur de sauver son opérée. Il a toujours noté la durée de la maladie avant l'opération et reste convaincu que la trachéotomie pratiquée dans un moment souvent plus voisin du début du mal aurait pu conserver la vie à un plus grand nombre d'enfants.

En effet, dit-il avec raison, moins les fausses membranes se seront propagées dans la trachée et les bronches, mieux pourra se rétablir la respiration, moins l'asphyxie sera prononcée et le sang moins altéré, plus les forces du malade seront conservées pour résister à la terrible maladie.

Voici sous forme de tableau la statistique très-intéressante de M. le Dr Dudon :

	SEXE.	AGE.	Durée de la maladie avant l'opération.	Durée de la vie après l'opération dans les insuccès.	Nombre de jours pendant lesquels la canule a dû rester en place.	RÉSULTAT.
1	Garçon	4 ans	4 jours		11 jours	guérison.
2	Fille	3 »	8 »	24 »	00 »	mort.
3	Garçon	17 mois	4 »	56 »	00 »	mort.
4	Fille	5 ans	2 »	00 »	8 »	guérison.
5	Garçon	3 ans 3 m	2 »	00 »	11 »	»
6	Fille	4 »	8 »	60 »	00 »	mort.
7	Garçon	12 ans 1/2	7 »	27 »	00 »	mort.
8	Fille	4 »	8 »	00 »	22 »	guérison.
9	Garçon	2 a. 10 m.	4 »	00 »	21 »	guérison.
10	Garçon	5 ans	6 »	00 »	6 »	guérison
11	Fille	8 »	5 »	80 »	0 »	mort.
12	Fille	4 »	5 »	37 »	0 »	mort
13	Fille	2 »	8 »	3 »	0 »	mort.
14	Fille	6 »	6 »	48 »	0 »	mort.
15	Fille	6 a. 1/2	8 »	56 »	? »	mort.
16	Garçon	4 a. 1/2	2 »	80 »	0 »	mort.
17	Fille	4 a. 1/2	3 »	0 »	10 »	guérison.
18	Garçon	5 ans	4 »	48 »	0 »	mort.
19	Fille	6 »	3 »	48 »	0 »	mort.
20	Garçon	5 »	2 »	0 »	10 »	guérison.
21	Fille	4 a. 1/2	2 »	48 »	0 »	mort.

Cette dernière fut opérée au moyen du thermo-cautère.

Je n'ai point pu opérer, dit le Dr Dudon, au moment d'élection, c'est-à-dire de bonne heure, tous ces enfants qui étaient malades depuis un certain nombre de jours, mais bien au moment où j'ai été appelé, et dans plusieurs cas trop tard; chez tous, l'asphyxie était évidente et chez plusieurs la mort très-prochaine.

Cet excellent chirurgien pense que la trachéotomie est une opération pour le succès de laquelle la temporisation est funeste; innocente par elle-même, elle aura d'autant plus de chance de réussite qu'elle aura été pratiquée dans un temps plus rapproché de l'envahissement du larynx par les fausses membranes.

Nous partageons entièrement cette manière de voir, qui est celle de la plupart des médecins que nous avons vus, et repoussons conséquemment celle qui prétend que la trachéotomie, pratiquée de trop bonne heure, lors des accès de suffocation, *avant toute anesthésie* (c'est M. Faure le premier qui a signalé l'anesthésie asphyxique), fait périr des enfants qui peut-être eussent guéri spontanément.

M. le Dr Lande, éminent praticien de notre ville, a fait 23 trachéotomies au bistouri et a obtenu 5 guérisons, plus 2 au thermo-cautère sur lesquelles il a eu une guérison. Dans ses opérations au bistouri, il nous a dit ne jamais avoir vu d'hémorrhagie assez considérable pour compromettre le succès.

Une de ses malades est morte pendant l'opération, par suite de l'épaisseur de la fausse membrane. La canule en effet s'introduisit entre la fausse membrane et la trachée. Le même fait est du reste arrivé à M. le Dr Lanelongue, autre médecin distingué de Bordeaux.

Des deux enfants opérés par M. Lande avec le thermo-cautère, le premier a guéri sans cicatrice difforme, comme nous avons pu nous en assurer par nous-même. Le deuxième est mort le 4e jour, de syncope.

Sur les autres opérations par le thermo-cautère faites dans la Gironde, il y a eu 3 cas de guérison, ce sont ceux de MM. Denucé, Poinsot et Dubourg.

Depuis le mémoire de Poinsot (mai 1877), 9 opérations de trachéotomie par le thermo-cautère ont été pratiquées dans la Gironde, une par M. Dudon, 2 par M. Lande, 1 par M. Denucé, 1 par M. Demons, 1 par M. Poinsot, 3 enfin par M. Dubourg.

Nous citerons la statistique des trachéotomies pratiquées cette année à l'hôpital Saint-André de Bordeaux par M. Dubourg. Le peu de
        Moreau.

succès qu'il a obtenus, bien qu'on ne puisse mettre en doute son habileté opératoire, s'explique parfaitement si l'on songe que les enfants amenés à l'hôpital arrivent presque tous dans un état déplorable. Beaucoup ont déjà eu à subir des médications plus ou moins fantaisistes et l'on ne peut les opérer qu'alors que tout espoir de guérison est à peu près perdu.

I. — Enfant de 4 ans, fille, malade depuis 5 jours, asphyxie imminente, entrée le 3 avril 1877, opérée au bistouri, morte le 5 avril de bronchite capillaire.

II. — Enfant de 2 ans (garçon), malade depuis 6 jours, entré le 5 avril dans de très-mauvaises conditions, opéré au bistouri, mort le 6 avril.

III. — Enfant de 15 mois, malade depuis 4 jours, entré le 1er mai, opéré au bistouri, mort le 3 mai.

IV. — Enfant de 4 ans, entré le 11 mai dans des conditions déplorables, malade depuis 5 jours, opéré au bistouri, mort le 5º jour de l'opération.

V. Fillette de 3 ans, entrée le 12 mai au 6º jour de la maladie, opérée au bistouri, morte le 15 au soir.

VI. — Enfant de 28 mois, entré le 5 mai, malade depuis 5 jours, opéré au bistouri, mort le 7 mai au soir.

VII. — Enfant de 10 ans, entré le 23 février au 10º jour d'une angine grave consécutive à la variole, larynx pris consécutivement le soir de son entrée, asphyxie imminente, grand épuisement, opéré au bistouri, mort le 25 février.

VIII. — Fille de 3 ans, entrée le 13 mai, malade depuis 3 jours, opérée au bistouri, morte le 16 mai.

IX. — Enfant de 31 mois, entré le 14 août, malade depuis 3 jours, opéré au thermo-cautère, mort le 15 août.

X. — Enfant de 6 ans, entré le 1er juillet tout à fait au début, opéré au thermo-cautère, mort le 6 juillet au soir.

XI. — Enfant de 6 ans 1[2, entré le 3 juin, malade depuis 3 jours, opéré au thermo-cautère, guérison.

La statistique de Poinsot est plus consolante. Il a opéré au bistouri 26 enfants de 3 à 6 ans. Sur ces 26 opérations, il a obtenu 9 succès dont 5 coup sur coup.

Depuis l'impression de son mémoire sur la trachéotomie au thermo-cautère, il a une fois employé le procédé thermique. L'hémostase a été absolue. L'opération n'a duré qu'une minute et demie. Malheu-reusement, comme elle avait été faite un peu tard, l'enfant est mort.

Ici s'arrête notre statistique. Dans cette longue liste d'observations, on remarquera avec quelle impartialité nous avons signalé les revers comme les succès, per-suadé que le petit nombre des échecs signalés ne sau-rait décourager les praticiens et faire mettre en doute l'utilité de la trachéotomie.

DEUXIÈME PARTIE.

Utilité de la Trachéotomie.

Personne ne cherche à contester aujourd'hui l'utilité de la trachéotomie. Les maladies afférentes à cette opération sont en effet très-nombreuses, et le danger qui résulte de sa pratique n'est pas plus grand que celui que l'on fait courir au malade en la différant.

Toutes les affections laryngées ou sus-laryngées, capables de causer l'asphyxie, sont des indications opératoires. Nous nous contenterons de les énumérer :

Laryngite-œdémateuse.
— chronique hypertrophique. Polypes.
— diathésiques.
— pseudo-membraneuse.

Altérations portant sur les cartilages, les nerfs et les muscles du larynx.

Fractures, plaies, brûlures du larynx.

Rétrécissements laryngés, suites d'affections nerveuses (hystérie, tétanos, laryngite striduleuse).

Corps étrangers des voies aériennes.

Causes d'asphyxie étrangères au larynx. (Thèse de Héral, 1874.)

Dans cette dernière catégorie, nous pouvons ranger la tuméfaction de la langue,

L'inflammation et l'engorgement des amygdales,

Les polypes, les abcès, les corps étrangers du pharynx,

Les tumeurs, les plaies pénétrantes, et l'emphysème du cou.

On a même opéré des individus asphyxiés par submersion et par strangulation. Mais, disent Sédillot et Legouest, auxquels nous empruntons ces derniers renseignements, la respiration artificielle est bien préférable dans ces cas à la trachéotomie.

Une opération aussi utile ne peut plus rencontrer aujourd'hui de contradicteurs que parmi les esprits chagrins, mal intentionnés ou ignorants. (Trousseau, 1861.)

Combien cette manière de voir s'éloigne de celle qu'on avait encore à la fin du siècle dernier! Mentionnons à titre de curiosité historique, la phrase que Chambon écrivait en 1784 et qui a servi d'exergue avec celle de Trousseau à la thèse de Fischer (1863).

« On a porté, disait Chambon, la démence au point de proposer la bronchotomie et d'avancer qu'elle était nécessaire. Elle n'est d'aucune utilité. »

Nous ne parlerons pas des indications de la trachéotomie dans le croup. Elles ont été admirablement exposées dans les thèses de Millard (1858), et de Sanné (1869).

Nous ne chercherons pas non plus à savoir si les traitements antérieurs à l'opération ont une influence sur ses suites, si même, comme le veut Radat de Strasbourg, la méthode de Loiseau qui laisse l'enfant à peu près vierge de médications débilitantes, ménage au chirurgien de meilleures conditions et lui fait gagner du temps !

Le sujet est trop vaste et demanderait pour être traité à fond une plume plus autorisée que la nôtre.

Disons seulement, avant d'entrer dans le cœur de la question qui nous occupe, que Trousseau n'a vu que trois fois des enfants atteints de croup, guérir sans opération, c'est-à-dire d'après ses observations dans la proportion de 1 0/0.

Bronchotomie. — Divisions. — On n'a pas toujours eu recours à l'incision de la trachée elle-même, ou trachéotomie proprement dite, pour permettre à l'air extérieur inspiré par les mouvements thoraciques, de pénétrer jusque dans les poumons, lorsque la partie supérieure des voies aériennes était oblitérée. On a pratiqué d'autres espèces de *bronchotomie*. Ces deux mots, primitivement synonymes, ont cependant une signification distincte et ne doivent pas ici être confondus. On donne en effet le nom de *bronchotomie* aux opérations par lesquelles le canal aérien est ouvert dans la région du col. On compte quatre espèces de bronchotomie : 1° la trachéotomie, qui se pratique sur les premiers anneaux de la trachée ; 2° la trachéo-laryngotomie, dans laquelle le cartilage cricoïde et les premiers anneaux de la trachée sont divisés simultanément ; 3° la laryngotomie, comprenant la laryngotomie thyroïdienne, quand le cartilage thyroïde est seul intéressé, et la laryngotomie crico-thyroïdienne, lorsque l'incision porte seulement sur la membrane de ce nom ; enfin 4° la bronchotomie sus-laryngienne ou hyoïdienne dans le cas où l'on traverse la membrane thyro-hyoïdienne.

Notions anatomiques. — Nous rappellerons rapidement quelques notions anatomiques indispensables pour le chirurgien qui va opérer.

Le tube laryngo-trachéal occupe exactement la ligne médiane de la région sous-hyoïdienne. A sa partie supérieure, l'angle du cartilage thyroïde forme une saillie connue vulgairement sous le nom de pomme d'Adam, beaucoup plus marquée chez les hommes que chez les femmes et les enfants, et qui offre un point de repère assez important. Pendant qu'on garde l'extrémité de l'index gauche dans l'angle du cartilage thyroïde, si l'on fait glisser l'index de haut en bas sur la ligne médiane, dans une hauteur de un centimètre et demi à deux centimètres environ, on sent une petite dépression plutôt transversale que longitudinale : c'est la fossette sus-cricoïdienne ; elle est formée par le rebord saillant du cartilage cricoïde et répond à la membrane crico-thyroïdienne. Le cartilage thyroïde est sujet à s'ossifier chez les hommes d'un âge mûr et chez les vieillards. Le corps thyroïde embrasse la partie supérieure de la trachée par une bandelette transversale : isthme de la glande thyroïde. Ce dernier est toujours très-développé chez les individus dont les lobes latéraux du corps thyroïde peuvent être reconnus à travers les téguments (Richet).

La trachée, proportionnellement plus courte chez l'adulte qu'à un âge moins avancé de la vie, est recouverte en avant par la peau, le tissu adipeux sous-cutané, l'aponévrose cervicale superficielle des muscles et enfin du tissu cellulaire lamelleux. La présence, au-devant de la trachée, d'une couche graisseuse abondante, est un fait fâcheux. Les pelotons adipeux , en vertu de leur élasticité, viennent à chaque instant remplir l'incision et masquent la trachée. Les muscles sterno-hyoïdiens et sterno-thyroïdiens sont quelquefois accolés les uns aux autres sur la ligne médiane, d'où nécessité d'inciser les fibres musculaires longitudinalement et sur la ligne médiane. Dans le tissu cellulaire lamelleux qui environne la trachée, s'il se produisait quelques fusées purulentes, il n'y aurait plus qu'à débrider.

Les vaisseaux sont superficiels ou profonds. Parmi les premiers, nous devons citer la veine jugulaire antérieure, qui occupe la ligne médiane et présente chez certains individus un développement considérable.

Parmi les vaisseaux profonds, il en est dont la lésion est très-fréquente dans l'opération de la trachéotomie ; ils occupent la ligne médiane : ce sont les artères crico-thyroïdiennes, l'artère décrite par Neubauer en 1772, et les veines thyroïdiennes. Les deux artères crico-thyroïdiennes forment une anastomose transversale sur la membrane crico-thyroïdienne.

Il existe encore au-devant de la trachée, tantôt une veine médiane très-volumineuse (jugulaire profonde antérieure), tantôt un plexus très-considérable signalé par Tillaux. Ces veines sont fixées par un tissu fibreux très-dense à la trachée, ce qui en rend la ligature très-laborieuse et souvent impossible. Leur développement est en rapport avec celui du corps thyroïde.

Le tronc veineux brachio-céphalique gauche croise obliquement la partie inférieure de la trachée. Chez l'enfant il vient faire quelquefois une saillie au niveau de la fourchette sus-sternale. Burns a vu cinq fois le tronc innominé s'élever à 0 m. 06 au-dessus du sternum et une fois atteindre le bord du corps thyroïde. La carotide gauche a été trouvée naissant du tronc brachio-céphalique et croisant la partie inférieure de la trachée. Ces anomalies doivent être présentes à l'esprit du chirurgien.

Enfin il faut se rappeler qu'un tissu jaune élastique unit entre eux les anneaux cartilagineux et les serre fortement. Aussi leur cicatrisation est-elle rapide, et les cas de fistule aérienne sont-ils exceptionnels.

Instruments. — Les instruments nécessaires à l'opération ont été souvent modifiés par les opérateurs, soit qu'ils voulussent simplifier un procédé déjà existant, soit qu'ils désirassent en créer un nouveau. Nous allons passer en revue les instruments ordinaires avec les changements qu'on leur a fait subir, ainsi que certains instruments particuliers. Nous ne parlerons pas ici du thermo-cautère, ni du galvano-cautère, nous réservant d'en dire quelques mots en nous occupant des procédés thermiques.

Les instruments dont on se sert habituellement sont : 1° un bistouri légèrement convexe et pointu ; 2° un bistouri boutonné ; 3° deux érignes mousses ou deux écarteurs ordinaires ; 4° un dilatateur ; 5° une ou plusieurs sondes cannelées ; 6° des pinces à disséquer ; 7° une série de canules, dont le diamètre et la longueur varient suivant l'âge ; 8° du fil à ligature et un certain nombre de pinces hémostatiques ; 9° un ténaculum ; 10° une aiguille de Deschamps ou de Cooper pour glisser facilement un fil sous les vaisseaux et les lier avant de les couper, quand on peut les apercevoir ou les sentir; 11° enfin, dans certains cas, quand on a à redouter une abondante hémorrhagie en nappe, de petits cautères plats ou olivaires (Follin).

On n'a pas toujours employé, dans les procédés dits sanglants, le bistouri convexe pour diviser les tissus. Rappelons-nous que Sanctorius s'était servi d'un trocart dans le but de traverser d'un seul coup les téguments et la trachée, et d'éviter ainsi l'hémorrhagie; cette idée donna successivement naissance aux trocarts divers de Decker, Bauchot, Richter, Bell, Michaelis, de Perret, Rudtorffer, Beint. Tous ces instruments sont tombés aujourd'hui dans un discrédit complet; leurs principaux inconvénients étaient de produire des plaies beaucoup trop petites, difficiles à exécuter et peu favorables aux indications que l'on se proposait de remplir (Sédillot).

Mentionnons ici le bistouri d'Ulrich, et le trocart de Pitha.

En 1833 Collineau a préféré une lancette courbe au bistouri. En 1844 nous voyons Garin faire la trachéotomie cricoïdienne par la ponction et l'incision combinées, au moyen d'un trachéotome dilatateur de son invention. Quatorze ans plus tard, en 1858, Marc Sée décrit un nouveau trachéotome à peu près semblable. C'est une sorte de lithotome coudé, destiné à réunir presque en un seul temps la ponction, l'incision et la dilatation du conduit aérien. Son principal inconvénient est de ponctionner la trachée près du sternum. Le manuel peut être heureusement modifié en introduisant l'instrument sous le cartilage cricoïde et en faisant l'incision de la trachée de haut en bas. A son tour, Maisonneuve a essayé de faire revivre les bronchotomes. Signalons ses trachéotomes simples, à manche fixe, et dilatateur. Le simple est une espèce d'aiguille courbe, tranchante par sa concavité. Rizzoli, dans ses mémoires de chirurgie, page 285, nous apprend qu'il a été employé par Peruzzi en Italie. Avec l'instrument de Maisonneuve, dit-il, on incise en même temps que la trachée, l'isthme de la glande thyroïde auquel affluent des branches artérielles, qui ne sont pas toujours de petite dimension et l'on blesse sans nécessité la membrane qui ferme l'espace existant entre le cartilage thyroïde et le cricoïde. Cette blessure peut suffire à elle seule, à rendre l'opération plus grave et quelquefois très-dangereuse à cause de l'artère crico-thyroïdienne. On ne doit pas oublier les deux cas de Roux, qui donnait la préférence à la laryngotomie crico-thyroïdienne. En outre, lorsqu'on veut lier cette artère, lésée par l'instrument de Maisonneuve, il faut d'abord dilater la petite incision qu'il a faite, ce qui ne peut avoir lieu sans l'agrandissement de la plaie extérieure et l'incision du cartilage et de l'isthme de la glande thyroïde.

Enfin Rizzoli a construit un trachéotome à canule dont voici la disposition :

L'extrémité du trocart a deux tranchants latéraux et un tranchant vertical inférieur. Sa face concave est aplatie pour laisser passer l'air entre lui et la canule et avertir ainsi qu'on est dans les voies respiratoires. L'extrémité inférieure de la canule est un peu aplatie sur le dos, de façon à se terminer par une échancrure.

Les bords latéraux de cette ouverture forment de chaque côté une petite gouttière que parcourt le tranchant en forme de dard qui termine le trocart. La canule va en grossissant au fur et à mesure qu'elle se rapproche de la plaque transversale qui la termine. La première application de ce trachéotome a été faite en 1865 sur un enfant de trois ans atteint de croup. Deux autres applications pratiques en ont été faites par Andreini, le traducteur de l'ouvrage de Rizzoli, Par crainte que l'instrument ne glisse à côté de la trachée, Andreini se demande si, avec ou sans incision des parties molles superficielles, il ne serait pas facile de saisir l'organe avec un ténaculum à double crochet qui servirait de guide au trachéotome.

En somme tous ces instruments sont plus ou moins commodes, on ne les a pas toujours à sa disposition, on agit avec eux plus ou moins aveuglément. Tous ces motifs vous engagent à préférer le bistouri.

Quant au bistouri boutonné, outre que par son emploi il peut faire perdre un temps précieux, il n'est pas absolument dépourvu d'inconvénients. Ces derniers ont été fort bien signalés dans la thèse de Pouquet 1863.

Le principal est la forme en zig-zag qu'il peut donner à la plaie faite primitivement par le bistouri convexe. Aussi croyons nous avec Follin, que, pour éviter la lésion de la face postérieure de la trachée, lésion que ne produit pas le bistouri boutonné, on n'aura qu'à se servir d'un bistouri court et tenu à peu de distance de sa pointe.

Arrivons aux dilatateurs; mais, avant de citer les instruments spéciaux qui méritent ce nom, disons que Trousseau proposa d'abord deux érignes mousses destinées à saisir les lèvres de la plaie, puis des pincettes en fil d'archal qu'il était très-difficile de maintenir en place. On voit que ce n'était qu'une modification des crochets d'Antyllus. Cook dans sa thèse nous cite, entre autres moyens de dilatation un arc de baleine solidement tendu, et des épingles en crochets implantées dans la substance cartilagineuse et garnies de fils noués autour du cou.

L'instrument de Maslieurat Lagémard, ressemblait à celui dont on se sert pour tenir les paupières écartées. C'était une grosse serre-fine dont les branches, n'étant pas croisées, restaient constamment écartées. On l'introduisait fermée en pressant sur les branches. Ch. Bell se servait d'un simple fil de fer plié.

Le dilatateur classique est celui de Trousseau. Il a été heureusement modifié par Guersant. Les branches de l'ancien s'ouvraient comme des ciseaux de trousse; celles de Guersant s'ouvrent au contraire par un mouvement qui consiste à rapprocher deux anneaux préablement écartés à l'aide d'un ressort qui joue entre les deux branches du manche. Sa précision est plus grande, sa manœuvre moins pénible.

La pince dilatatrice de Garnier est un peu plus forte que la pince à torsion; ses branches sont croisées et récourbées à leur extrêmité. Comme le dilatateur ordinaire, ces branches s'écartent par le mouvement de pression qui rapproche les mors de la pince à ligature.

« Nous introduisons de la main droite, dit Garnier, (thèse de 1860) la concavité de l'instrument regardant en bas. Or dans ce premier mouvement avec le dilatateur ordinaire, les doigts passés dans les anneaux écartent instinctivement les branches et augmentent souvent les difficultés de l'introduction. En outre, les doigts étant passés dans les anneaux, à moins de les retirer et de changer de main, manœuvre toujours incommode, la canule doit être introduite de la main gauche et au dessus des branches. Il arrive souvent alors que la trachée est repoussée en arrière et que la canule glisse à côté de l'ouverture ; de là des décollements et des abcès consécutifs. Avec notre pince, on peut éviter ces accidents ; sitôt en effet qu'elle a pénétré dans la trachée, loin de l'ouvrir immédiatement, comme le dilatateur ordinaire, nous lui faisons exécuter un demi-cercle de façon à ramener en haut la concavité de l'instrument. La main gauche saisit alors le corps de la pince qui se trouve au niveau du menton et l'écarte : de cette façon les branches de l'instrument saisissent la trachée, la maintiennent et l'empêchent d'être repoussée en arrière. La canule se trouve ainsi facilement introduite au dessous du dilatateur et d'autant plus facilement que la trachée peut être ramenée en avant. »

Cette pince a été adoptée par Barthez et approuvée par Trousseau. Pouquet dans sa thèse déclare qu'elle est la meilleure.

Elle est bonne sans doute, mais nous ne saurions partager les craintes de Garnier au sujet de l'instrument de Guersant.

Le dilatateur de Laborde a deux branches latérales et une médiane, venant s'appliquer derrière l'angle inférieur de la plaie trachéale, au moment où l'on presse sur les anneaux pour écarter les branches latérales.

La canule glissant sur la branche médiane comme

sur un conducteur, se présentera ainsi forcément à l'ouverture de la trachée et l'on ne risquera pas de la faire cheminer au devant de ce conduit. Oui, mais l'épaisseur assez grande des extrémités des branches dilatatrices rétrécit considérablement l'ouverture trachéale. Cet inconvénient est ici plus marqué encore que dans le dilatateur de Guersant. Aussi Marjolin avait-il proposé de dilater l'incision à son angle supérieur.

Le dilatateur de Gendron est une pince à branches courtes recourbées en S, dont les extrémités introduites rapprochées dans la trachée, sont ensuite écartées par une vis de rappel. Il est inusité.

Le dilatateur particulier de Chassaignac, qui du reste n'est pas rigoureusement indispensable à l'exécution de son procédé, outre sa forme singulière, est le seul qu'on insinue dans l'angle supérieur de la plaie.

Il en résulte que l'introduction de la canule a lieu par dessous l'instrument au lieu de se faire par dessus, comme c'est l'usage.

Cette différence la rend-elle plus facile ? Ce serait là un avantage réel (Millard).

Citons enfin le collier dilatateur de Garin (1844); l'instrument de Marjolin (1859) destiné à fixer et à dilater la trachée; le trachéotome dilatateur de B. Anger (1875) et surtout le porte-canule trachéal de Péan.

On a conseillé, Pouquet entre autres, d'introduire directement la canule en remplaçant le dilatateur par l'indicateur gauche. Nous croyons plus prudent de se servir soit de la pince de Garnier, soit du dilatateur de Guersant, plus long que celui de Trousseau et sans crochets à son extrémité, soit même du dilatateur de Laborde.

En fait de ténaculums, nous trouvons le ténaculum de Chassaignac à cannelure dorsale; les aiguilles à acupuncture recourbées conseillées par Bretonneau, le ténaculum à manche fixe de Liston, enfin le ténaculum fixateur et dilatateur de Langenbeck de Berlin présenté par Mathieu en 1858 à l'Académie de médecine. Cet instrument a deux branches, dont chacune représente la forme d'un ténaculum ordinaire. Dans la trachée mise à découvert, on incise de bas en haut entre les branches écartées du ténaculum qui dirige ainsi le bistouri. On tient forcément l'arbre aérien suivant une ligne parallèle aux deux branches engagées et écartées du ténaculum. Les avantages principaux qu'on en retire sont : la fixation des deux bords de l'incision, l'introduction facile de la canule dont la fixation est favorisée par les branches du ténaculum double, la fixation de la trachée, enfin un point de repère pour l'incision.

Il nous reste à parler des canules. Disons tout d'abord qu'on a essayé de s'en passer. Nous lisons dans les *Archives générales de médecine* à propos du rapport de Bouvier sur les canules (1862) : Gosselin voudrait qu'on trouvât un moyen de supprimer complétement les canules, qui comme corps étrangers, deviennent nécessairement une cause d'irritation, et il signale les tentatives faites dans ce sens par MM. Garin et Maslieurat-Lagémard. Nous avons parlé du collier dilatateur de Garin et des épingles recourbées de Maslieurat. Ces moyens peuvent être bons après la trachéotomie pratiquée pour extraire un corps étranger, mais ne sauraient suppléer les canules dans un cas de croup par exemple. Maslieurat prétend que la canule, outre qu'elle cloue l'enfant sur le dos, peut sortir de la plaie. La raison est spécieuse, et la dilatation par traction excentrique, quoi qu'on en ait dit, n'a pas de supériorité.

D'ailleurs, quels sont les reproches qu'on adressait aux canules? Quels accidents pouvaient-elles occasionner? Parlera-t-on de l'ossification de la trachée? Mais ce fait est tellement exceptionnel que nous ne connaissons que les deux cas de Farge d'Angers chez l'homme. Dira-t-on que leur présence a été suivie quelquefois de l'ulcération et ou de la nécrose des cartilages? Mais alors ces derniers accidents ne dépendaient-ils pas de l'affection pour laquelle l'individu avait été opéré?.

Les désavantages les plus sérieux sont l'emphysème et les ulcérations trachéales. L'emphysème peut dépendre de la forme de la canule, de ses dimensions trop courtes, ou d'une constriction insuffisante des cordons qui maintiennent la canule. Comme on le voit, il est simple de prévenir l'infiltration de l'air dans les tissus en donnant à la canule une forme convenable (les courbes sont les meilleures), une longueur suffisante, et en serrant raisonnablement les liens autour du cou.

Les causes qui font de la canule un agent vulnérant sont : 1° l'Immobilité des deux pièces de la canule ; 2° la forme en quart de cercle ; 3° son bord presque tranchant (Sanné, thèse 1869). Un des meilleurs moyens de prévenir les ulcérations de la trachée, accident dont on est prévenu par la couleur noirâtre de la canule et les mucosités sanguinolentes qui s'en échappent, est l'emploi des canules dont l'extrémité inférieure est taillée en biseau aux dépens de la paroi antérieure. L'ouverture inférieure est verticale, au lieu d'être horizontale. Le biseau ne doit pas être trop long.

Luër et Barthez ont modifié les canules dans ce sens. Roger a fait construire une canule spéciale composée de deux pièces mobiles l'une sur l'autre, au niveau du sommet de la courbe.

On a construit une grande variété de canules, nous nous contenterons d'énumérer les principales.

On a tour à tour employé :

Les canules de Casserius, Solingen, Sanson, Fabrice de Hilden, Martin Ficker, les canules simples, en lorgnette, la canule méplate de Bretonneau, les canules avec tuyau d'allongement, à pieds de botte, à fils d'argent plats et contournés en spirale, la canule à ouverture dorsale, c'est-à-dire correspondant au larynx. L'essai de cette dernière n'a pas été heureux ; la muqueuse en effet faisait hernie à travers l'ouverture. Gendron et Coqueret ont inventé des instruments devant suppléer aux canules. Mais celle de Coqueret est trop courte. Quant au dilatateur de Gendron, voici ce que Trousseau en dit dans le *Journal des connaissances médical-chirurgicales* de 1834 :

Le dilatateur n° 1 tient dilaté le larynx en prenant son point d'appui sur les cordes vocales, ce qui n'est pas sans inconvénients. Le dilateur n° 2 se déplace s'il n'est maintenu avec des fils autour du col.

Monro avait aussi inventé un appareil contentif. N'oublions pas enfin l'appareil de Trendelenburg. Dans ces derniers temps nous avons eu encore :

Le trachéoscope ou canule bivalve de Gendron, la ca-

nule du chirurgien militaire Moreau-Boutard, et celles
de Whicker et Blaise présentées à l'exposition de Londres
de 1862, la canule ouverte sur le côté employée par
Trousseau, la canule de Girault, celles de Trousseau et
Demarquay permettant la parole aux personnes sou-
mises à l'opération de la trachéotomie, la double canule
de Borgellat, celles de Chassaignac, de Morel Lavallée,
la canule à trois ouvertures de Krishaber, la canule
quadrivalve dilatatrice de Demarquay, qui n'a été appliquée que dans trois cas, la canule à soupape de
Broca, construite par Charrière, les canules à ailettes
et à double courant de Dolbeau et Lefort, enfin les canules mobiles de Luër à extrémité mousse taillée en
biseau.

La canule doit toujours être double, sa courbure doit
être tellement calculée qu'elle ne vienne pas heurter
avec son extrémité inférieure la paroi postérieure de la
trachée et y déterminer des ulcérations. On les fait ordinairement en argent et pour les introduire on se sert
d'une pince de trousse ou d'un dilatateur. Gerdy recommande de se servir d'une sonde placée dans la canule
comme conducteur. Guersant a également ajouté un
mandrin à la canule ; André et Létixerant ont recommandé cette pratique dans leur thèse. Boissier proscrit
ce moyen et se sert du dilatateur à deux branches pour
introduire la canule à laquelle il fait exécuter le
demi-tour de maître. C'est à peu près ce qu'avait recommandé Fritz dans la *Gazette médicale de Paris* (1862)
en parlant du dilatateur de Laborde.

« Retirez, dit-il, le dilatateur au moment où, après
avoir introduit la canule dans l'incision, vous lui im-

primez un mouvement de bascule qui l'engage dans la partie inférieure de la trachée. On facilite encore cette manœuvre, au moins avec les bonnes canules coupées obliquement aux dépens de leur côté concave, en présentant la canule à l'incision non pas de face, mais de profil, le côté convexe regardant à gauche au lieu d'être dirigé en haut. » Chassaignac, de son côté, prétend que le dilatateur ne doit jamais être retiré avant que la canule ne soit définitivement fixée en position par le cordonnet qui doit la retenir.

Les canules doubles permettent de nettoyer sans peine l'instrument. Il est nécessaire de les débarrasser des mucosités souvent visqueuses qui y adhérent au moyen d'un petit écouvillon. C'est une précaution de tous les moments, si l'on veut éviter la gêne de la respiration et tous les graves accidents qui en résultent. Les canules laissées quelques jours en place se constituent une voie régulière par l'induration et l'épaississement des parois de la plaie et peuvent être enlevées et replacées sans beaucoup de difficultés. Il est bon toutefois de savoir que certains malades sont menacés d'asphyxie du moment où l'on retire l'instrument, comme cela a été souvent observé. Les chirurgiens doivent en outre être prévenus qu'il est des opérés qui ne peuvent plus se passer de canule et qui sont obligés de la garder indéfiniment, sans qu'on puisse en connaître exactement la raison. Néanmoins l'indication générale est d'enlever la canule le plus tôt possible. Chez certains malades on peut la retirer au bout du quatrième jour. On ne doit la laisser en permanence que dans les cas de nécessité absolue. Son usage prolongé peut en effet déterminer des accidents assez nombreux.

On est dans l'habitude de mettre au-devant des canules un morceau de grosse gaze capable de prévenir l'introduction des corps étrangers; on s'est occupé également de la température de l'air, que l'on a élevée dans la crainte que l'air ambiant, n'étant plus échauffé en traversant la bouche, les fosses nasales et le larynx, arrive aux poumons à un trop faible degré de température.

Ces considérations préliminaires sur l'utilité de l'opération, l'anatomie de la région dans laquelle elle se pratique, et les instruments employés à cet effet étant achevés, nous allons examiner quels ont été les différents procédés de bronchotomie proposés, ainsi que les avantages et les inconvénients qu'ils présentent. Nous nous étendrons spécialement sur la trachéotomie et les méthodes qui ont été conseillées dans ces derniers temps pour la pratiquer.

DIFFÉRENTS PROCÉDÉS DE BRONCHOTOMIE.

1° *Bronchotomie sus-laryngienne ou hyoïdienne (laryngotomie sous-hyoïdienne de Malgaigne.*

La laryngotomie thyro-hyoïdienne ou sus-laryngienne de Bichat, Boyer, Malgaigne et Vidal de Cassis, ne saurait être décrite avec les laryngotomies ; car elle n'est pour ainsi dire qu'une pharyngotomie. Maisonneuve, Follin, Prat et Lefferts sont les seuls chirurgiens qui aient pratiqué cette opération. Bichat, dans ses expériences sur la voix, ouvrait aux animaux la membrane thyro-hyoïdienne, tirait l'épiglotte au dehors et étudiait l'action des cordes vocales. Ce procédé pourrait être mis à exécution pour ouvrir un abcès des replis glottiques et épiglottiques, comme Vidal de Cassis l'a proposé. Malgaigne a conseillé la même opération pour l'extraction des corps étrangers, sous le nom de laryngotomie sous-hyoïdienne. Pour l'exécuter on pratique transversalement et immédiatement au-dessous de l'os hyoïde, une incision de 3 à 4 centimètres, qui divise successivement la peau, le muscle peaucier et le bord interne de chacun des muscles sterno-hyoïdiens. Arrivé sur la membrane thyro-hyoïdienne, on l'incise dans la même direction, ainsi que la membrane muqueuse. L'épiglotte étant fixée à l'aide d'une érigne, le larynx est alors accessible à l'œil et aux instruments. Il est inutile, dit Follin, de chercher à fixer ce fibro-cartilage, et il vaut mieux faire la section de la membrane thyro-hyoïdienne immédiatement au-dessus du cartilage thyroïde.

Ce procédé ne compte pas de partisans. Pourtant il n'est pas grave, et la guérison de la plaie chirurgicale est simple et rapide; mais la voie ouverte aux instruments est le plus souvent insuffisante, comme Krishaber et Planchon s'en sont assurés sur le cadavre. Néanmoins, la laryngotomie sous-hyoïdienne trouverait son application dans le cas d'un polype ou de toute autre tumeur développée sur les rebords de l'épiglotte ou dans les replis glosso-épiglottiques.

2° *Laryngotomie proprement dite.*

L'opération de la laryngotomie ne fut conseillée que vers la fin du xviiie siècle, et, quoique pratiquée avec succès à partir de cette époque par quelques chirurgiens, elle reste encore aujourd'hui d'un usage beaucoup plus restreint que la trachéotomie (Follin). Le Dr Planchon (thèse 1869) a pu réunir, depuis 1862, 18 cas dans lesquels cette opération a été pratiquée par des procédés différents et pour des causes variées.

On peut, à l'exemple de Planchon, diviser les laryngotomies en directes ou indirectes, ou mieux, comme l'a fait Follin, en cartilagineuses et membraneuses. Il va sans dire qu'il existe encore des subdivisions selon que les cartilages sont sectionnés isolément, ensemble, ou avec les membranes qui les unissent. Nous parlerons seulement des laryngotomies thyroïdienne, crico-thyroïdienne, et de la crico-trachéotomie ou laryngo-trachéotomie. Quant à la section horizontale des membranes crico-thyroïdienne et trachéo-cricoïdienne (laryngotomies indirectes de Planchon, membraneuses de Follin), ce sont des opérations très-simples sans doute, mais plus rarement applicables que la laryngotomie sous-hyoïdienne.

La laryngotomie a été pratiquée pour détruire certains rétrécissements, pour aller directement à la recherche de corps étrangers fixés dans le larynx, et enfin pour extirper des polypes ou des tumeurs.

a). Laryngotomie thyroïdienne ou thyrotomie. — Elle a

été décrite et exécutée pour la première fois par Desault. On met à nu la membrane crico-thyroïdienne, et on y pratique une petite ouverture dans laquelle est portée de bas en haut une sonde cannelée. Le cartilage thyroïde est alors divisé très-exactement sur la ligne médiane, pour ne pas intéresser les cordes vocales. A l'exemple de Krishaber, on peut pénétrer par l'angle supérieur du cartilage thyroïde, et, laissant de côté la sonde cannelée, couper le cartilage thyroïde par des mouvements de scie avec un bistouri boutonné. On évite ainsi presque complètement les mouvements réflexes. Si le thyroïde était ossifié, on le fendrait avec des ciseaux ou un bistouri à lame épaisse (Sédillot). On pourrait aussi le scier à l'aide d'une scie d'horloger légèrement courbe et très-fine (Follin).

On a fait à la thyrotomie de nombreuses objections. D'abord ne peut-elle pas être dangereuse pour la vie à cause de la laryngite inévitable qu'elle doit entraîner, de la périchondrite, et de la carie ou de la nécrose du cartilage divisé? N'expose-t-elle pas à la lésion des cordes vocales, et par suite à l'aphasie? Enfin, l'opération n'est-elle pas rendue très-difficile par l'ossification du cartilage, qu'on ne peut pas déterminer à l'avance dans la majorité des cas? On a observé une hémorrhagie par la plaie, des rameaux laryngés de la thyroïdienne supérieure. Blandin a vu les liquides passer par les plaies du thyroïde pendant la déglutition, et la voix rester altérée. Ce sont autant d'accidents dont il doit être tenu compte, et qui font de la laryngotomie thyroïdienne une opération exceptionnelle, seulement applicable à l'extraction des corps étrangers introduits ou développés dans l'intérieur du larynx (Sédillot, Boissier, Héral).

Ce n'est pas précisément l'avis de Planchon ni celui de Follin. La thyrotomie, dit ce dernier, ouvre largement et facilement le larynx, et elle permet toujours d'agir avec la plus grande sûreté pour l'ablation des tumeurs ventriculaires, des corps étrangers incrustés, des cartilages flottants, pour l'extirpation radicale et la cautérisation des tumeurs en nappe, et pour la destruction des rétrécissements très-étendus. « Planchon conclut de ses statistiques et de ses études que l'on doit pratiquer la laryngotomie thyroïdienne toutes les fois qu'on a besoin d'un accès dans la cavité propre du larynx. L'ouverture pourra, dit-il, être augmentée à volonté. Dans certains cas de fracture grave du larynx, la thyrotomie devra être faite de préférence à la trachéotomie. La section du thyroïde n'est pas grave pour la vie. Pratiquée méthodiquement, elle ne l'est pas pour la phonation. Son ossification n'est pas une contre-indication. Seulement la guérison sera plus lente. »

Sur 29 cas de thyrotomie simple ou avec section des membranes voisines, Planchon a constaté 27 cas de guérison. Mais 11 fois seulement la voix a repris son intégrité absolue. Il est donc assez exact de dire que cette opération est fréquemment suivie de la perte de la voix. Par ce procédé, en effet, au moment de l'introduction de la sonde cannelée dans le larynx, surviennent des mouvements de déglutition, des efforts de toux qui rendent très-difficile la section exactement médiane, si nécessaire pourtant à l'intégrité de la voix.

De plus, les sections étant faites, il faut entr'ouvrir le larynx avec grande précaution ; car, si l'écartement est trop considérable, on peut déterminer des luxations des articulations thyro-cricoïdiennes, et même des luxations aryténo-cricoïdiennes.

Toutes ces raisons nous engagent à ne conseiller l'opération que pour l'extraction des corps étrangers.

b.) Laryngotomie crico-thyroïdienne (Vicq d'Azyr, Roux, Bichat, Blandin.) — Proposée pour la première fois par Vicq d'Azyr en 1776, cette opération a été décrite de la manière suivante par Bichat dans son édition des œuvres de Desault : « Le chirurgien, placé devant le malade, cherche l'intervalle qui sépare les cartilages thyroïde et cricoïde. Il assujettit le larynx avec le pouce, et, le doigt du milieu latéralement placé, l'index correspondant à la partie supérieure de cette cavité ; il tire ainsi en même temps la peau transversalement et parallèlement à l'incision. Il coupe cette peau et le tissu cellulaire d'un seul trait, dans l'espace d'un pouce, depuis la partie inférieure du cartilage thyroïde jusqu'au cricoïde, entre les peauciers, les sterno-thyroïdiens et sterno-hyoïdiens. Son pouce et son médius écartent les bords de la division, tandis que, placé sur la membrane, l'ongle de son index sert de conducteur au bistouri, qu'il plonge plus près du bord inférieur que du bord supérieur de l'espace, afin d'éviter une artériole qui côtoie presque toujours le cartilage thyroïde. Il retire ensuite l'instrument et agrandit l'incision. La canule est introduite entre les bords écartés de la plaie, enfoncée suffisamment et fixée autour du cou. » Blandin, de son côté, a proposé de diviser ou de perforer la membrane crico-thyroïdienne avec un trocart.

Cette méthode, facile et prompte, ne peut donner au

chirurgien une ouverture assez large pour les instruments propres à extraire les corps étrangers, ni recevoir une canule assez grosse pour remplacer la glotte dans les cas de suffocation. Elle est repoussée par Malgaigne, Vidal de Cassis, Héral et Boissier.

Avant de passer à la crico-trachéotomie, disons que la cricotomie, opération d'ailleurs fort simple, peut et doit être toujours évitée (Follin). Le cricoïde forme un anneau complet, et, après la section de sa partie antérieure, on ne peut, sans fracturer sa partie postérieure, écarter les deux segments.

3° *Laryngo-trachéotomie ou crico-trachéotomie* (Boyer, Garin, Malgaigne, Duchâteau, Caillot, Saint-Germain).

La crico-trachéotomie n'est que la trachéotomie prolongée jusqu'au-dessous du cartilage thyroïde. Elle a été exécutée pour la première fois par Boyer, en 1820.

Tout étant disposé comme pour la trachéotomie, on fait partir l'incision cutanée du bord inférieur du cartilage thyroïde, et on la prolonge jusqu'à 2 pouces au-dessous. On découvre l'espace crico-thyroïdien, la partie moyenne du cartilage cricoïde, et les premiers anneaux de la trachée souvent recouverts par l'isthme du corps thyroïde; on incise la membrane crico-thyroïdienne au-dessus et auprès du bord supérieur du cartilage, pour éviter l'artère qui la recouvre, et, pénétrant ainsi dans le tube aérien, on incise de haut en bas les parties préalablement découvertes, en s'écartant le moins possible de la ligne médiane (Valleix). Telle est la manière dont on agit aujourd'hui.

Boyer commençait l'incision du canal aérien par la trachée; puis il la prolongeait de bas en haut jusqu'à ce qu'il eût coupé le cartilage cricoïde. Mais il n'est point important, comme dans la trachéotomie, d'ouvrir le tube aérien par en bas; car, l'espace devenant plus grand, on ne risque pas, en agissant autrement, d'aller atteindre, en prolongeant l'incision, les gros vaisseaux situés au sommet de la poitrine. On peut encore, dit Sédillot, soulever, entre les doigts de la main gauche, le conduit crico-trachéal, chez les personnes dont le cou est maigre, et terminer d'un seul coup de bistouri dirigé de haut en bas.

Avantages et inconvénients de la crico-trachéotomie.— Cette opération est rendue facile par la position superficielle de la membrane crico-thyroïdienne. On intéresse moins de parties; on trouve peu de vaisseaux veineux. L'isthme du corps thyroïde, ayant de petites dimensions, donne à l'incision moins de sang que le plexus veineux thyroïdien situé plus bas (Boissier). Mais nous savons que l'hypertrophie de ce corps n'est pas très-rare, et que sa section est toujours suivie d'un suintement très-incommode. « Il y a, dit Boissier, peu de chances d'hémorrhagie, vu le petit volume des artères crico-thyroïdiennes. » Mais, outre que la section d'une artère est toujours par elle-même assez grave, ces mêmes vaisseaux présentent souvent une augmentation de calibre lorsque le corps thyroïde est hypertrophié. Il est vrai qu'on ne risque jamais de blesser le tronc innominé ou la carotide primitive du côté gauche, qui dans certaines dispositions anormales croisent la tra-chée-artère.

On voit mieux ce que l'on fait, prétend Pouquet; on incise de haut en bas la trachée dans une étendue suffi-sante (1 cent. 1/2 au moins), et avec une entière sécu-rité. Le conduit aérien est moins mobile au point où l'on opère. Enfin, selon Boissier et Pouquet, l'ouverture que l'on a pratiquée est très-suffisante au passage des canules volumineuses, dont l'introduction serait encore rendue plus facile en raison du peu de profondeur de l'arbre aérien. Ce n'est point là l'opinion de Vidal de Cassis, Sédillot, Héral. Il est très-difficile et même impossible d'écarter suffisamment les portions du cricoïde pour introduire une canule (Vidal).

Le procédé de Boyer, exécuté chez l'adulte, rencontre un cartilage épais et résistant, difficile à inciser, et dont les bords sont très-difficiles à écarter pour l'introduc-tion d'une canule (Héral. Thèse 1874).

La solidité et la résistance du cricoïde sont un obstacle au maintien d'une canule entre les bords de ce carti-lage, qui de plus se nécrose facilement (Sédillot).

Cependant, Letixerant (thèse 1852), pense que la laryngo-trachéotomie peut être mise en usage chez les enfants, car le ressort du cartilage cricoïde n'étant pas aussi grand chez eux que chez les adultes, n'empêche-rait pas la canule de se maintenir entre les bords de sa division.

Pouquet ajoute que, par ce procédé, l'emphysème est évité, les décollements sont rares, les phlegmons du cou moins graves et tout à fait exceptionnels. Il croit que les inconvénients qu'on a signalés, sont hypothétiques, et même probablement nuls, quand on arrête l'incision au cartilage cricoïde et tout au moins à la membrane crico-thyroïdienne.

La crico-trachéotomie, a dit Lenoir, a le danger de laisser pendant un temps, impossible à fixer à l'avance, une canule à demeure à une aussi courte distance des cordes vocales. Boissier répond que cette distance est assez considérable pour qu'il n'en puisse rien résulter de fâcheux pour la phonation.

Mentionnons enfin les objections sérieuses que le grand Trousseau a fait à ce procédé : En agissant ainsi, a-t-il dit, on pénètre nécessairement dans le larynx, et si la canule demeure plusieurs semaines dans la plaie, on peut avoir une nécrose partielle du cartilage cricoïde et même du cartilage thyroïde. Il en résultera des accidents ultérieurs très-graves, tels que la déformation permanente du larynx, une altération de la muqueuse laryngée, une extinction irrémédiable de la voix, ou même des accidents orthopnéiques aussi graves que ceux du croup. Nous croyons que le clinicien de l'Hôtel-Dieu est allé un peu loin et qu'une partie de ses craintes peut être chimérique; mais tout en reconnaissant, avec Follin, que la crico-trachéotomie n'exige pas l'écartement aussi considérable des segments du cricoïde que la cricotomie, et ne produit pas la rupture de l'anneau laryngien, nous pensons avec Vidal que le procédé laryngien de Boyer n'est utile que pour l'ouverture de la trachée, et qu'il se réduit donc à un commencement de trachéotomie. Mieux vaut alors pratiquer cette opération.

Pour éviter l'inconvénient des canules, on pourrait

comme l'a conseillé Cook, si on était obligé de faire la laryngotomie ou la laryngo-trachéotomie, se servir de dilatateurs ou de crochets pour maintenir la plaie béante. Mais quel procédé emploiera-t-on de préférence? Le choix de l'opération sera établi par le diagnostic exact de la lésion. *En résumé*, la laryngotomie ne devra être exécutée que lorsqu'il y aura des indications spéciales (tumeurs siégeant au-dessous des cordes vocales, plaies, fractures, etc.)

On évitera toujours la section du cartilage cricoïde. La thyrotomie nous paraît être l'opération la plus ration- nelle.

4° *Trachéotomie.*

Deux méthodes sont ici en présence : la méthode dite sanglante ou par le bistouri, et la méthode dite non sanglante ou thermique. La première comprend le pro- cédé ordinaire ou lent, de Trousseau, les procédés ra- pides de Chassaignac et Saint-Germain, le procédé mixte de Bourdillat et l'excision d'une portion de la tra- chée, pratiquée par Lawrence, Carmichael, Mar- grave, etc. La seconde s'exécute au moyen du cautère actuel, du galvano-cautère et du thermo-cautère.

MÉTHODE DITE SANGLANTE OU PAR LE BISTOURI.

1° *Procédé ordinaire.*

Le malade est couché sur le dos, on élève un peu sa poitrine. Un aide empêche les mouvements des mem-

bres, un second, placé en face de l'opérateur, a principalement pour fonction d'éponger, de comprimer les
vaisseaux onverts; un troisième maintient la tête fixe,
mais sans exagération. « Car, si l'on fait l'extension
forcée du cou, les muscles sous-hyoïdiens et les aponé-
vroses cervicales, tendues trop fortement, dépriment la
trachée, le corps thyroïde, entraîné en haut, la recouvre
davantage dans le point que doit attendre l'instrument;
enfin les gaines des vaisseaux sont tendues et les veines
ouvertes, restant béantes, donnent à craindre l'introduction de l'air. » (Boissier). L'opérateur doit se placer
à droite, pour pouvoir inciser de haut en bas; il doit
être inondé de lumière. On doit explorer avec soin la
région du cou, et déterminer exactement, avant d'opérer, la place du cartilage cricoïde. L'importance de la
ligne médiane est capitale. On pourra la marquer d'a-
vance avec de l'encre. Quelques médecins fixent dès le
début de l'opération, la trachée, entre les doigts de la
main gauche. Cette fixation absolue du larynx, peut déterminer une asphyxie immédiate (Hillairet). Il est vrai
dit Saint-Germain, que le diamètre du canal n'est pas
changé. Millard, de son côté, signale les dangers de
l'immobilisation, et la privation fâcheuse du secours de
l'index gauche. Il vaut donc mieux, croyons-nous, ne
fixer la trachée que lorsqu'elle est à découvert, et pour
ce faire, employer soit le doigt, soit le ténaculum, soit
les crochets mousses de Malgaigne, qui fixent la trachée
latéralement sans la comprimer et la laissent complètement à nu en avant.

L'incision de la peau doit commencer au niveau du
bord supérieur du cartilage cricoïde. Trousseau faisait

faire autrefois un pli à la peau, afin de l'inciser sans
crainte dans toute son épaisseur, du premier coup de
bistouri. Cette incision, d'après André, doit être trois
fois plus longue que celle de la trachée, c'est-à-dire
avoir 5 ou 6 centimètres. Une incision trop étroite peut
donner lieu à de l'emphysème ou à une hémorrhagie
difficile à arrêter.

Chassaignac a signalé, d'autre part, les dangers des
longues incisions cutanées et trachéales. Ce sont : une
hémorrhagie amenant une syncope ; l'asphyxie due à
la pénétration du sang dans les bronches ; l'infection
purulente, la diphthérite de la plaie d'opération ; les
eschares gangréneuses et la dénudation suppurative
des cartilages de la trachée (*Gaz. méd.* de Paris, 1857).

Dès que la peau a été incisée, on doit autant que possible faire un abandon presque complet de l'instrument
tranchant, et se servir de la sonde cannelée (Poinsot).
On divise l'aponévrose et l'on écarte, s'il le faut, les
muscles sterno-hyoïdiens et thyroïdiens. On fait de
même pour les veines thyroïdiennes dont la disposition
en réseau est l'exception.

On a prescrit de lier les bouches vasculaires qui donnent du sang et de n'ouvrir la trachée que quand l'é-
coulement est arrêté. Récamier recommande même de
n'inciser la trachée que douze ou vingt-quatre heures
après. On comprend que dans un croup, ce dernier
précepte ne peut être suivi. Quant au premier, Bretonneau, Baudelocque, Hache, Gendron, Petel, Bérard,
Valleix, Guersant, Trousseau, Lenoir, Cook, Letixerant
et Millard, pour ne citer que les principaux, pensent
qu'on ne doit lier que les artères. Pour remédier à l'é-

Moreau.   7

coulement du sang veineux, ils conseillent de se servir des doigts, d'érignes, de pinces à pression, ou enfin de faire l'ouverture rapide de la trachée. Nous croyons avec Vidal, Velpeau, Créquy, Poinsot, etc., qu'il vaut mieux couper les vaisseaux entre deux ligatures ou les faire récliner, si c'est possible, vers un des angles de la plaie. Il n'en résulte aucun accident.

Tant qu'il n'y a pas de veines ouvertes, dit Millard, on peut et on doit aller lentement. On devra s'assurer de la position et du volume du corps thyroïde ; s'il n'est pas volumineux et qu'il ne descende pas trop bas, on l'attirera en haut avec un ténaculum, en le décollant au moyen d'une sonde cannelée dans une certaine portion de son étendue (Créquy, Legros). Dans le cas contraire, on l'incisera ; il y aura alors un écoulement sanguin plus ou moins long, qui pourra forcer à pratiquer une ligature.

Il faut dénuder la trachée avant de l'inciser et ne pas confondre la couleur blanche de l'aponévrose prétrachéale avec celle de la trachée elle-même. On voit quelquefois ce conduit, mais il faut le sentir toujours nettement sous son doigt.

Quand la trachée s'est trouvée à une grande profondeur, dit Garnier, nous l'avons quelquefois saisie avec un ténaculum, afin de l'attirer en avant pour la ponctionner. Letixerant conseille de la fixer de la main gauche, avant d'en pratiquer l'ouverture.

Millard s'assure que la trachée ne fuit pas latéralement sous l'index. Si elle a cette tendance, il la fixe contre le doigt d'un aide ou contre une érigne mousse. Ordinairement le ténaculum simple suffit. On pourrait se servir aussi avantageusement du ténaculum de Langenbeck.

On ne doit intéresser que la trachée, à moins d'indications spéciales. L'incision sera faite sur l'ongle de l'index gauche, placé au-dessous, ou le plus près possible du cartilage cricoïde. Velpeau indique, pour l'incision trachéale, les 4e, 5e et 6e anneaux, et pour l'agrandir, le 3e et le 7e. Les partisans se fondent sur ce que : plus on fait l'incision bas, plus on a de chances pour arriver au-dessous des fausses membranes. Cela est vrai, mais quand on réfléchit à l'accident terrible qui peut arriver pour peu que le bistouri descende trop bas, il ne faut pas avoir égard à ces considérations. Cependant, Guersant a incisé la trachée à partir du 4e ou 5e anneau, sans le moindre accident.

Rizzoli limite l'ouverture à l'espace compris entre le 3e et le 5e anneau.

Malgaigne comprend dans la section le 1er anneau, attendu que plus l'incision descend, plus la trachée est profonde et avoisinée de vaisseaux. C'est l'avis de Trousseau ; c'est aussi le nôtre.

Si on est très-près du cartilage cricoïde, on peut faire l'incision de la trachée de haut en bas, sinon, on la fera de bas en haut. En commençant par en haut, la saillie du menton empêche d'incliner le bistouri et l'on s'expose à perforer la trachée. En commençant par en bas, le sternum apporte moins de gêne aux mouvements de l'opérateur. Le manche du bistouri est incliné vers le chirurgien et la pointe pénétrant obliquement dans le canal aérien, on a moins de chance d'atteindre la paroi postérieure (Créquy). On évite, en outre, de blesser les gros troncs vasculaires qui avoisinent la fourchette sternale et on n'a plus à craindre les anomalies artérielles. On opère à découvert sur la trachée, et il est plus facile de donner à l'incision de grandes dimensions. Enfin, la position du malade étant plus favorable pour la respiration, on n'a pas à craindre les accès violents de suffocation et les syncopes (Hardy).

Autant que possible on fera l'incision d'emblée assez longue. Elle aura 1 centimètre 1/2 au moins. En tout cas elle devra être suffisante du premier coup pour admettre le dilatateur. Une petite ponction devant être agrandie ensuite, peut donner lieu à de l'emphysème. Et puis, pourquoi cette petite ponction, pourquoi ce changement de bistouri qui expose à ne pas retrouver la première incision? Ne laissez dépasser qu'une portion de la lame et vous aurez tous les avantages de deux bistouris, sans en avoir les inconvénients.

Une des causes qui font que l'incision de la trachée est souvent insuffisante, c'est la direction de cet organe de haut en bas, d'avant en arrière, et ses mouvements d'élévation de haut en bas, qui ont pour but de porter son extrémité inférieure plus en arrière encore. Si l'on incise de haut en bas, le bistouri dirigé verticalement, ressort presque aussitôt de ce conduit (C. Hardy). L'incision faite, on placera l'index gauche sur la trachée, afin d'éviter la pénétration du sang dans les voies respiratoires et l'infiltration de l'air dans le tissu cellulaire, jusqu'à ce que le dilatateur, rapidement saisi de la main droite, puisse être introduit.

Si une assez grande quantité de sang, tombée dans la trachée, ne pouvait être expulsée à cause d'une syncope,

on pencherait le malade sur le côté, ou l'on stimulerait
la trachée au moyen d'un écouvillon, plutôt que d'introduire, à l'exemple de Roux, une sonde de femme
dans la trachée et d'aspirer le sang avec la bouche par
le bout supérieur. Sur 26 trachéotomies faites avec le
bistouri, le Dr Poinsot de Bordeaux n'a eu dans aucun cas
à déplorer une introduction de sang dans les bronches,
assez abondante pour amener la mort. En aucun cas, il
n'a vu d'hémorrhagies persistantes.

Au moment d'introduire le dilatateur, Trousseau et
Guersant recommandent à l'aide qui tient la tête de la
relever en avant, afin non-seulement de relâcher les
bords de la division de la trachée et par conséquent de
faciliter l'introduction du dilatateur, mais encore afin
de favoriser la sortie du sang, des mucosités et des
fausses membranes. C'est là une excellente précaution
que nous avons toujours vu employer à l'hôpital Saint-
André.

Si on aperçoit quelque fausse membrane flotter à l'ouverture de la trachée, on la saisira avec une pince
recourbée ou la pince à ligature.

Le dilatateur sera guidé sur l'ongle de l'index gauche,
jusque dans l'intérieur de la trachée. Il faut, dit Letixérant, procéder lentement et aussi profondément que
possible. D'après lui, le dilatateur doit être laissé dans
la trachée, tant que dure la syncope qui suit ordinairement l'opération et jusqu'à l'introduction de la canule
qui ne doit jamais être placée avant 10 ou 20 minutes.

Nous considérons cette attente comme trop longue,
et si l'hémorrhagie continuait, malgré l'ouverture de la
trachée, nous nous hâterions de mettre la canule.

Chassaignac ne retire jamais le dilatateur avant que la canule ne soit définitivement fixée en position par le cordonnet qui doit la retenir. Cet excès de précaution ne nous semble pas très-utile, d'autant plus que le dilatateur tient de la place. Le même chirurgien veut que toute canule soit munie de chaque côté d'un petit anneau mobile articulé avec le bord supérieur de la plaque. C'est en effet plus commode.

Nous avons déjà dit comment on doit introduire la canule ; autant que possible, il faut le faire soi-même, en se faisant bien éclairer la fond de la plaie. Si l'incision était trop petite pour le calibre de la canule, on débriderait avec le bistouri boutonné et plutôt en haut qu'en bas.

Il faut que le conduit artificiel ait toujours au moins le diamètre normal de la glotte du sujet. Trousseau conseille d'introduire la plus forte canule possible ; l'air, en effet, trouve alors un passage plus considérable, et les bords de l'instrument, tout en empêchant l'hémorrhagie par la compression qu'ils exercent, préviennent aussi l'emphysème. Les liens en seront solidement attachés. Si l'hémorrhagie persistait, on pourrait, comme le dit Millard, les serrer fortement pendant un certain temps.

Quand une fois on a pénétré dans la trachée, peu importe en verité que l'opération ait été fait plus ou moins habilement, plus ou moins rapidement, les choses deviennent égales pourvu qu'on ait évité les hémorrhagies, car les pertes de sang ont une bien fâcheuse influence sur les suites de l'opération. Reste la question du traitement (Trousseau, *Arch. gén. méd.* 1855). Nous ne nous occuperons pas des soins consécutifs à l'opération. Cela nous entraînerait trop loin. Disons seulement qu'on ne doit fermer la plaie que lorsque l'ouverture de la glotte peut livrer une voie large et facile à l'air. Ajoutons avec Bourdillat, qu'en cautérisant la plaie, non-seulement on ne modifie pas la marche de la maladie, mais encore on ne prévient nullement la manifestation locale, si elle doit se reproduire.

La cautérisation est sans action pour prévenir l'extension des fausses membranes. On ne devra donc employer les caustiques que contre le gonflement de la muqueuse tonsillaire, et pour hâter la cicatrisation, lorsque l'emploi de la canule devient inutile.

Cette cicatrisation est obtenue d'après Fischer du 12ᵉ au 15ᵉ jour. D'après Millard au contraire, la durée moyenne du traitement, peut être estimée approximativement à 29 jours. Ce dernier terme est plus exact. Durant le premier mois, le cou conserve une teinte légèrement bistrée ; la cicatrice est rose. Mais plus tard on ne la reconnaît qu'à un petit trait blanc à peine visible.

Accidents. — Nous allons mentionner ici les accidents qui peuvent survenir après la trachéotomie, car plusieurs d'entre eux ont été attribués au bistouri et plus particulièrement au procédé que nous venons de décrire.

Les uns sont primitifs, les autres consécutifs. Les *hémorrhagies* sont une des plus sérieuses complications imputables à la trachéotomie. Mais bien que Sanné, sur 19 cas d'hémorrhagie secondaire, ait constaté 11 morts soit par le fait de la perte de sang, soit par le fait de l'anémie consécutive, elles peuvent être souvent prévenues en coupant les vaisseaux entre deux ligatures ;

d'ailleurs elles sont assez rares. Axenfeld n'a observé qu'une homorrhagie consécutive sur 60 opérés à l'hôpital des Enfants en 1852. On réussit à l'arrêter, dit Bricheteau, par compression quand l'introduction de la canule elle-même ne suffit pas à suspendre l'écoulement du sang épanché avant l'ouverture ou au moment de l'ouverture de la trachée. Si la trachée est *obstruée par des fausses membranes ou des caillots*, il faudra exciter le retour des mouvements respiratoires par tous les moyens possibles (sonde, plume dans la trachée, etc.). Nous dirons la même chose pour la *mort apparente par asphyxie ou par syncope*.

L'emphysème traumatique peut être causé par :

1° Le décollement de la trachée produit par des tentatives infructueuses d'introduction de la canule.

2° L'incision vicieuse de la trachée (latérale, double, trop longue, trop courte).

3° Les dimensions de la canule.

4° L'incision pratiquée trop bas.

5° La tuméfaction des tissus.

6° Le défaut d'une constriction suffisante des cordons qui maintiennent la canule.

7° La forme de la canule (Sanné).

Comme on le voit par cet exposé, le remède n'est pas toujours bien difficile à trouver.

La *pénétration de l'air dans les veines* est exceptionnelle. On ne connaît que les cas de Robert, Heyfelder d'Erlangen, et de Béraud; Millard a signalé encore dans les accidents immédiats les *convulsions* et *l'incision de la paroi postérieure de la trachée*.

Cette dernière ainsi que la *blessure de l'œsophage*, sont-elles possibles dans le procédé ordinaire.

La mollesse et la flaccidité du conduit qui lui permettent de fuir devant la bistouri, sa position à gauche de la trachée ne l'empêchent-elles pas ? La trachée elle-même, lorsqu'elle est roulante se porte presque toujours vers l'œsophage et le protège, tandis que le bistouri dévie plutôt à droite du même côté que l'opérateur.

Traverser du même coup, dit Millard, les deux parois de la trachée et de l'œsophage, me paraît bien difficile, à moins d'enfoncer le bistouri avec une brutalité singulière.

Comme *accidents consécutifs* on peut observer du *gonflement des lèvres de la plaie*, de la *gêne dans la déglutition*. De plus la diphthérite peut exercer l'influence la plus fâcheuse sur les résultats de la trachéotomie.

La maladie peut occasionner la mort, soit par ses localisations multiples, soit par la seule influence générale sur l'organisme.

Les localisations peuvent se montrer sur la muqueuse respiratoire sous-laryngienne, sur la muqueuse nasale, sur différents points des téguments et surtout sur la plaie.

Faisons seulement remarquer que sous le nom de *diphthérie* de la plaie, on a souvent pris pour des exsudations pseudo-membraneuses des altérations de couleur grise, qu'il ne faut pas plus confondre avec la diphthérie qu'avec la gangrène noire et formant une sorte de gangrène moléculaire, de pourriture d'hôpital. (Sanné).

Normalement les parois de la plaie sont roses ou rendues un peu grises par la suppuration, les bords en sont réguliers, les alentours souples.

La peau est saine. Mais il peut arriver qu'elle soit envahie par un *phlegmon* qui se terminera peut-être par ulcération; par un *érysipèle*, une *gangrène*. Nous avons donné dans notre statistique le nombre de cas trouvés par Sanné. Il faut faire ici une grande part au milieu ambiant, ainsi qu'à l'état dans lequel se trouvait l'enfant au moment où il a été opéré.

La *cicatrisation* de la plaie peut être ou trop lente ou trop rapide. Il peut y avoir un bourgeonnement exubérant, il peut aussi se produire un rétrécissement cicatriciel au dessus de la canule. Trousseau a cité un cas de fistule aérienne.

Pour en finir avec les accidents dépendant de la plaie, citons les *abcès de médiastin*, il n'en existe qu'une vingtaine d'observations dans la science.

Les *complications relatives aux voies respiratoires* sont les lésions pulmonaires, bronchiques et pleurales, les lésions trachéales (ulcérations) et les lésions laryngées.

Ces complications pulmonaires ne sont pas propres aux sujets qui ont subi la trachéotomie. Elles sont rares chez ceux qui ont été opérés pour une autre maladie que le croup.

Nous avons déjà dit quelles étaient les causes qui faisaient de la canule un agent vulnérant et comment on devait combattre ces causes.

Ajoutons que la *présence de la canule* amène, outre les complications qui résultent de son occlusion par les mucosités, les fausses membranes et l'introduction directe de l'air extérieur dans les bronches, des compli-

cations plus embarrssantes, telles que l'emphysème du
tissu cellulaire et les ulcérations de la plaie ou de la
trachée. Ces complications augmentent les chances défavorables de la trachéotomie et concourent à la débilitation dont elles ne sont souvent qu'un épiphénomène.

L'ablation définitive de la canule peut être en effet
retardée par un état spasmodique, les lésions laryngo-
trachéales et bronchiques, les lésions de la plaie, ou
encore la paralysie diphthéritique.

Il ne faudrait pourtant pas croire qu'on observe fréquemment les nombreux accidents dont nous venons
de parler. Quand ils se montrent, ne peuvent-ils pas
être attribués en grande partie aux fâcheuses conditions
dans lesquelles se trouvaient les opérés. Et ici il faut
mettre en ligne de compte, la débilitation plus ou
moins grande du sujet au moment de l'opération, les
mauvaises conditions hygiéniques, les maladies ré-
gnantes.

Nous lisons en effet dans la thèse d'Axenfeld que les
maladies intercurrentes, principalement les fièvres érup-
tives enlèvent à l'Hôpital des Enfants, bon nombre d'o-
pérés que les accidents avaient épargnés.

En tout cas, ces mêmes accidents s'observent tout
aussi bien lorsqu'on a employé un autre procédé que
le procédé ordinaire.

Voyons cependant ce qu'on a plus particulièrement
reproché à ce dernier.

Avantages et inconvénients du procédé ordinaire.

La *lenteur.*— Mais ne voyez-vous pas beaucoup mieux
ce que vous faites? Trop de prudence nuit-elle donc

dans une opération aussi délicate? D'ailleurs si l'on opère dès que le traitement médical s'est montré impuissant, est-on aussi pressé que l'on veut bien le dire? Et dans le cas où l'enfant asphyxie, ce qui est toujours une condition fâcheuse, ne peut-on pas recourir au procédé mixte, connu à l'hôpital des Enfants Malades, sous le nom de procédé de Bourdillat? Boissier a donc été un peu loin, trouvons-nous, en disant qu'on exposait le malade à mourir suffoqué pendant l'opération.

On a reproché aussi à la méthode lente de laisser une *plaie cutanée* très-vaste et très-exposée à toutes les complications (phlegmon - érysipèle-diphthérie), mais que dire alors de la plaie produite par la méthode thermique?

Et ne peut-on pas avancer sans crainte, que si l'on a observé par le procédé ordinaire plus d'accidents dépendant de la plaie, ce qui est très-contestable, c'est que ce procédé a été employé infiniment plus souvent que tous les autres réunis.

L'introduction du dilatateur et de la canule est-elle plus difficile, sous le fallacieux prétexte que le parallélisme entre les plaies des différentes couches de tissus est impossible? Nous avons déjà dit la façon dont il fallait s'y prendre, et les instruments qu'il fallait employer.

Le *bistouri* ne pourra pas s'*échapper* de la plaie trachéale, avant qu'on ait pu donner à celle-ci toute l'étendue nécessaire, si l'on prend les précautions que nous avons indiquées.

Quant à l'*embarras* de *trouver le premier anneau* de la trachée en raison de la tuméfaction du cou, il nous paraît assez problématique. Le gonflement des ganglions sous-maxillaires, dit le Dr Dudon (Bordeaux médical 1872), qui est donné par quelques auteurs comme un des symptômes les plus constants de la diphthérite, s'est montré très-rarement avant l'opération chez les malades que j'ai observés. D'ailleurs les trois saillies que l'on compte en allant du menton au sternum, c'est-à-dire celles de l'os hyoïde, du cartilage thyroïde et du cartilage cricoïde, ne sont-elles pas de bons points de repères.

Rizzoli qui signale l'inconvénient précédent, a parlé aussi de l'embarras dû à la *mobilité du larynx* et à l'élas-lasticité des anneaux de la trachée. On y remédie en fixant le conduit aérien, quand celui-ci est à dé-couvert.

Enfin, le chirurgien italien, qui longtemps a préféré ouvrir la trachée de dedans en dehors et d'un seul coup, après avoir mentionné l'*écoulement du sang* souvent très-abondant par la plaie cutanée et l'ennui qu'il peut occa-sionner, reconnaît lui-même qu'avec la méthode ordi-naire on rencontre moins de difficultés à arrêter le sang que lorsqu'on a incisé d'un coup et de dedans en dehors la tranchée et les parties molles. Ceci nous amène naturellement à parler de l'objection principale que l'on a faite au procédé de Trousseau, celui d'expo-ser plus que tout autre à l'*hémorrhagie*, soit par suite du lieu d'élection de l'opération, soit à cause même de l'emploi du bistouri.

On évite très-bien ce fâcheux accident en abandon-nant presque complétement l'instrument tranchant dès que la peau a été incisée, et en se servant d'une sonde cannelée pour continuer l'opération. Les vaisseaux,

nous ne le répétons, seront coupés entre deux ligatures.

« D'ailleurs, même avec le bistouri, l'opération peut,
dans certains cas, être pratiquée en un temps fort
court et sans qu'il y ait d'hémorrhagie appréciable. »
(Dr Poinsot. De la trachéotomie par le thermo-cautère, 1877).

L'hémorrhagie a toujours été très--peu considérable,
je n'ai rencontré aucune anomalie artérielle ; l'écoulement du sang s'est toujours arrêté spontanément dès
l'introduction de la canule et le rétablissement de la
respiration (Dr Dudon. Bordeaux médical, 1872).

En 1862, M. Hervez de Chégoin a dit à la Société médicale des hôpitaux, qu'il croyait pouvoir éviter l'hémorrhagie dans la trachéotomie en liant, au fur et à
mesure, les vaisseaux et le tissu cellulaire. Nous
croyons ce dernier soin superflu et nous préférons le
premier.

On voit que le procédé ordinaire ne traîne pas à sa
suite le nombreux cortége d'accidents qu'on a voulu lui
donner ; qu'il est, en tous les cas, très-facile, par ce
moyen sûr et peu dangereux, de parer à tous ceux qui
pourraient se présenter.

2° *Méthode expéditive* (Rizzoli, Maisonneuve, St-Germain),
et plus particulièrement procédé de Chassaignac.

Cette dernière méthode opératoire comprend quatre
temps. Dans le 1er on implante à travers la peau dans
la trachée, au-dessous du cricoïde un fort ténaculum à
cannelure.

Pour aller à la recherche du cartilage on peut faire une moucheture à la peau.

Dans un second, sur la cannelure du ténaculum on conduit un bistouri aigu et l'on fait une ponction, puis au moyen d'un bistouri boutonné on divise du même coup la peau et quatre anneaux de la trachée. On dilate ensuite la plaie, au moyen d'un dilatateur coudé, qui d'après Chassaignac, présente l'avantage de ne pas s'échapper pendant l'opération.

Enfin on introduit la canule.

St-Germain fixe le larynx entre le pouce d'une part, l'index et le médius de la main gauche d'autre part.

Le procédé de Chassaignac a été défendu par Isambert (*Arch. gén. de méd.* 1857, *Société médic. des hôp.* 1867), Guersant (*Soc. de chir.* 19 avril 1853), et André (thèse 1857), mais ce dernier ne le recommande que dans le cas de mort apparente ou d'hémorrhagie veineuse incoercible.

Il a été au contraire vivement combattu par Peter, Archambault (*Soc. méd. des hôp.* 1867), par Ch Hardy (*Bull. de thérap.* 1858) Trousseau et surtout par Millard, (thèse 1858).

Du reste, la méthode expéditive en général, primitivement employée par Heister, Bérard, Paul Guersant a été ensuite abandonnée par ces derniers.

St-Germain, lui-même, condamne absolument le procédé rapide dans son application à l'adulte. Dans ces cas, dit-il, la trachéotomie doit être faite le plus lentement possible.

Nous emprunterons à la thèse de Millard plusieurs des détails qui vont suivre :

D'après lui, le procédé de Chassaignac est attaquable moins encore à cause des dangers de son exécution qu'à cause de son principe, c'est-à-dire l'*immobilisation momentanée de la trachée*. Ce principe est une chose irrationnelle, antiphysiologique et dangereuse ; car elle constitue pour l'enfant atteint du croup une cause nouvelle et puissante d'asphyxie. Le tuyau aérien forme un assemblage de pièces intimement soudées les unes aux autres et qui ne peuvent guère se déplacer isolément. Toute traction exercée à l'une des extrémités se transmet nécessairement à l'autre. Immobiliser le larynx et la trachée, c'est par le fait immobiliser les bronches et les poumons eux-mêmes ou du moins limiter leur expansion et précisément quand celle-ci aurait, au contraire, besoin d'un surcroît d'activité à l'obstacle intérieur, dû aux fausses membranes, vous en ajoutez donc un autre à l'extérieur « et en contrariant des mouvements qui sont liés à l'exercice d'une fonction déjà très-menacée, vous risquez d'accélérer l'asphyxie et la mort (Trousseau). »

Déjà en 1841, Lenoir, dans sa thèse justement célèbre « de la bronchotomie », après avoir rappelé les divers moyens imaginés par Bauchot, Michaëlis, Sanson et d'autres (car l'idée n'est pas nouvelle), pour remédier à la mobilité de la trachée, écrivait ces paroles si pleines de sens :

« Mais qui ne voit que ces mouvements sont impossibles à éviter et qu'ils sont la conséquence d'actes nécessaires à l'entretien de la vie ? Pour qu'ils n'aient pas lieu, il faudrait que le patient ne respirât plus. Il faut donc opérer, malgré ces mouvements, etc. »

La *mort réelle* et la *mort apparente* pendant l'opération, me paraissent, dit Millard, devoir être plus fréquentes avec le procédé Chassaignac qu'avec tout autre Les deux cas de mort réelle qu'on avoue ne sont pas les seuls, je puis l'attester. Quant à la mort apparente, il faut bien croire qu'elle n'est pas rare, car il y est très-souvent fait allusion dans les *Leçons sur la trachéotomie* publiées par le chirurgien de Lariboisière (1855).

Sur le nombre très-restreint d'observations de croup que renferme l'ouvrage, il n'y en a pas moins de trois où l'insufflation pulmonaire a dû être pratiquée.

L'inventeur du procédé n'a pas l'air de se douter un seul instant de la gêne qu'il apporte lui-même à l'exercice des fonctions respiratoires. Il parle de soulever le larynx et la trachée, exactement comme s'il s'agissait de détourner un muscle ou un tendon.

S'agit-il maintenant d'expliquer la mort pendant l'opération? Ce n'est pas cette fixation énergique et presque brutale de la trachée, qu'on invoque, c'est « principalement la position horizontale et le renversement de la tête en arrière, d'une part, et de l'autre la syncope produite par une perte de sang abondante et l'asphyxie due à l'introduction du sang dans les bronches. »

Les dangers de l'immobilisation trachéale ne peuvent disparaître qu'à une condition, c'est qu'elle dure le moins possible ou en d'autres termes que l'opération soit pratiquée très-vite. Mais cette condition de rapidité, dit Millard, loin d'être un avantage est au contraire un défaut grave et suffirait à faire repousser le procédé.

Ce médecin a conclu de ses expériences sur le cadavre : 1° Qu'il n'est pas plus facile de ponctionner la trachée à travers la peau qu'au fond d'une plaie. C'est M. Isambert lui-même qui l'a dit ; 2° Même en ayant soin de faire une moucheture à la peau pour aller à la recherche du cricoïde, on n'est pas toujours parfaitement sûr d'avoir bien accroché la trachée et une erreur de ce genre aurait les suites les plus funestes ; 3° On n'a pas davantage la certitude de faire l'incision sur la ligne médiane, car la trachée peut-être contournée par le ténaculum (André); La trachée peut fuir sous la pression du couteau et faciliter les incisions latérales (Boissier). On peut manquer la trachée et ce qui est plus fréquent encore, l'attaquer sur le côté (Hardy); 4° Il est difficile chez les sujets gras, d'apprécier l'épaisseur et la résistance des tissus qui séparent la peau de la trachée et on risque de blesser la peau supérieure de ce conduit et même l'œsophage, comme cela paraît être arrivé sur le vivant (*Gaz. des hôp*. 1857). Par le procédé de Chassaignac, on risque de perforer de part en part la trachée et d'inciser l'œsophage (Peter). Quand l'épaisseur des tissus est plus considérable, ne peut-on pas méconnaître la profondeur de la trachée et ne peut-on s'arrêter en deçà ou aller au delà? (André. — Boissier).

Dans des expériences sur le cadavre que faisait Paul Guersant avec un ténaculum cricoïdien coudé à la façon d'une aiguille de Deschamps et que ce chirurgien voulait substituer à celui de Chassaignac, il a malgré toutes ses précautions plusieurs fois entamé sinon traversé la portion membraneuse de la trachée.

Enfin un inconvénient, signalé aussi par Triquet, serait l'emphysème à l'abri duquel ne met pas le procédé, comme on pourrait le croire au premier abord. Cependant Isambert prétend que l'on évite l'emphysème. Aubry dit qu'en tout cas l'emphysème sera peu grave. D'un autre côté Guersant, dans une discussion à la Société de chirurgie (1853), a fait observer qu'en abrégeant l'opération ce procédé s'oppose aux chances de de l'emphysème, qu'il permet en outre de ne pas prolonger l'incision aussi bas et d'éviter ainsi le tronc brachiocéphalique.

Triquet a écrit dans la *Gazette des hôpitaux* de 1856, qu'immédiatement après la ponction de la trachée par le ténaculum et à la première expiration de l'enfant, avant l'incision de la trachée, l'air s'infiltre en suivant la cannelure de l'instrument.

Nous nous rangeons à l'opinion d'Aubry. Car entre la ponction et l'irritation de la trachée par le procédé en un seul coup, l'air n'a guère le temps de s'infiltrer, et s'il s'infiltre, il ne va pas bien loin.

Aubry a signalé le danger de l'entrée de l'air dans une veine (*Archives générales de médecine* 1856). Il cite le cas d'Heyfelder dans lequel une branche de la veine thyroïdienne, placée précisément sur la ligne moyenne, était incisée à sa paroi antérieure tandis que sa paroi postérieure était intacte, et il se demande, la section ayant été complète, si la rétraction des parois se fût opposée à l'aspiration de l'air?

Les faits manquent; toutefois on doit tenir compte de l'objection,

Par la méthode de Chassaignac, n'a-t-on pas à craindre la section de vaisseaux qui verseront du sang dans la trachée? (Aubry).

Chez les adultes, la section de quelque vaisseau volumineux n'est-elle pas possible ? (André).

On ne tombe pas, dit Hardy, dans l'interstice des muscles, mais dans leur tissu. De là, source d'hémorrhagie par les artères musculaires. S'il y a hémorrhagie surtout artérielle, le sang s'échappe difficilement par l'ouverture cutanée, il va dans la trachée et dans les tissus du cou. Que faire alors ? Revenir à l'incision couche par couche, pour trouver le vaisseau à lier ? Mais dans quelles conditions ?

On risque aussi d'avoir une hémorrhagie très-abondante par la division du corps thyroïde, d'autant plus volumineux que l'enfant est plus jeune, (Peter).

Quel que soit le procédé que l'on emploie, le plus sûr moyen d'éviter les pertes de sang artériel et veineux, c'est d'ouvrir la trachée le plus près possible, du cartilage cricoïde, et la section de l'isthme du corps thyroïde, quand on est exactement sur la ligne médiane, n'a rien qui doive effrayer (Millard). Mais cela ne veut pas dire qu'il y ait profit à ponctionner et à inciser d'un seul coup à travers la peau au lieu de découvrir lentement et sûrement le haut de la trachée.

On ne voit pas effectivement ce que l'on fait. De plus, la peau étant très-mobile et son ouverture n'étant pas plus grande que celle faite à la trachée, le parallélisme, compté parmi les avantages, cesse facilement surtout par suite du changement de position de la tête. L'ouverture des tissus est étroite, c'est vrai. Mais n'est-il pas plus difficile d'introduire la canule ? On fait des tentatives infructueuses, on irrite les tissus et on a plus de chances de voir des inflammations phlegmoneuses succéder à l'opération. Quels sont donc les avantages que présente le procédé de Chassaignac ?

André, tout en rejetant la méthode expéditive (incision en un seul temps de la trachée et des téguments), se loue de l'emploi du ténaculum comme adjuvant du procédé ordinaire. Isambert trouve aussi le ténaculum utile ; il exposerait, d'après lui moins souvent aux hémorrhagies. Lorsqu'on doit opérer, sans aides, la nuit, le crochet serait une précieuse ressource. L'objection adressée au crochet, ajoute Isambert, est purement théorique. La trachée n'est immobilisée au maximum que 5 à 6 secondes en deux fois, c'est particulièrement, chez les enfants, que ce procédé lui semble présenter des avantages. Chez eux, en effet, la dissection minutieuse, couche par couche, est particulièrement difficile à cause du court espace qui sépare le cartilage cricoïde du sternum (2 à 3 centimètres), et à cause de la saillie relative du sternum. M. Archambault pense au contraire, que c'est chez le petit enfant que la méthode de Chassaignac est le moins applicable.

Enfin par elle, la plaie serait plus régulière, la cicatrisation plus facile et la cicatrice elle-même très-petite.

Tous ces avantages ne me paraissent en aucune façon susceptibles d'entrer en balance avec les inconvénients graves que j'ai signalés. C'est un procédé brillant; mais, à cause des dangers auxquels il expose, nous pensons que dans la majorité des cas, il doit être abandonné (Follin).

Chassaignac pour éviter l'hémorrhagie a eu encore recours à l'écraseur linéaire qui met à nu la trachée sans écoulement de sang. Les anneaux de la trachée sont alors sectionnés soit avec le bistouri, soit avec l'écraseur.

Rizzoli et Maisonneuve ont employé des trocarts-canule ou des trachéotomes destinés à entrer immédiatement dans la trachée.

Toutes ces méthodes sont trop longues, ou trop difficiles ou trop aveugles (Poinsot).

3. *Procédé mixte ou de Bourdillat.*

Inciser én un seul temps la couche de tissus placés en avant de la trachée, puis en un deuxième temps et toujours dans l'étendue convenable, la trachée elle-même. Placer pour cela l'index gauche à la partie supérieure de ce conduit, puis par une ponction plonger la pointe du bistouri sur la ligne médiane au-dessous du cricoïde, à la profondeur de 1 centimètre environ. Prolonger ensuite l'incision de haut en bas dans l'étendue de 1 cent. 1\|2 à 2 cent. On divise ainsi tous les tissus placés dans le champ de l'instrument.

La plaie est plus régulière, plus petite, le parallélisme entre les plaies cutanée et trachéale plus parfait, et l'emphysème plus rare, la cicatrisation plus rapide, la cicatrice moins étendue, la fièvre inflammatoire

moindre, l'exécution enfin plus facile (Boissier, thèse
Bourdillat, Soc. méd. des hôpitaux. Bull. 1867).

Cette méthode n'expose pas plus que les autres à
tomber à côté de la trachée ; avec elle on ne risque pas
de léser la paroi postérieure de la trachée (Bourdillat).

Quant à exposer moins aux hémorrhagies et à leurs
effets nous ne le pensons pas. Sans aller peut-être jusqu'à dire avec Labrie et St.-Germain, que c'est un procédé aveugle, ayant la plupart des inconvénients de
celui de Trousseau sans en avoir les avantages, nous
restons persuadé qu'il est moins sûr que le procédé
ordinaire, et pour notre part nous ne l'emploierions
que dans les cas où il faudrait opérer très-vite, c'est-à-
dire sur un sujet qui serait sur le point d'expirer.

4o *Perte de substance à la trachée.*

Quelques médecins, frappés des inconvénients que
peuvent présenter les instruments, quels qu'ils soient,
ont pensé qu'on les éviterait en ouvrant à l'air un libre
passage à travers les parties sans le secours d'aucun
dilatateur. Le célèbre chirurgien anglais Lawrence a
conseillé d'enlever une partie des cerceaux cartilagineux incisés, et il a pratiqué cette opération que Carni-
chael a faite après lui (Voir Trans. of the Assoc. of the
Dublin coll. of Phys. 1834, t. IV, p. 312).

Pour pratiquer cette opération, Porter recommande
(*Gaz. méd.* de Paris, 1865) si on n'a pas sous la main
les instruments de Milliken ou de Marshall Hall, de se
servir d'un petit ténotome pointu à lame étroite, mais
forte, ou simplement d'un trocart et d'une canule. Car-

michael, après avoir fait l'incision de la trachée, avait employé une paire de ciseaux, propres à l'opération du bec de lièvre.

Pour lui l'introduction de cette dernière est plus facile. On ouvre ainsi à l'expulsion du mucus et des fausses membranes une plus large voie. La canule est aussi plus solidement maintenue. On n'a pas, par ce moyen, l'inconvénient qu'on éprouve avec les incisions, d'une petite ouverture triangulaire au-dessus et au-dessous de la canule, pouvant laisser couler le sang dans la trachée. Enfin l'extraction des corps étrangers est simplifiée.

On a reproché à ce procédé : 1o d'être très-difficile à exécuter (Ryland, the Edinb. med. and surg. journ., 1838); 2o de rendre l'opération beaucoup plus longue; 3o de ne pas donner une ouverture suffisante; 4o de ne pas obvier à l'obstruction de l'ouverture artificielle occasionnée par le gonflement inflammatoire des tissus; 5o de faire à la trachée une perte de substance qui peut plus tard en diminuer le calibre et rendre l'entrée de l'air insuffisante (Valleix).

Ryland dans ses *Diseases of the larynx*, craint aussi que des rétrécissements ne puissent en être la conséquence, surtout chez les jeunes enfants. Aussi Liston repousse-t-il cette opération. Cependant Wells qui en a fait l'essai, dit que toujours l'ouverture s'est fermée par une cicatrice ligamenteuse, sans rétrécissement (art. Bronchotomy of Cyclopedia of pratical surgery).

D'autre part, nous lisons dans la thèse de Cook (1843) qu'une perte de substance pratiquée au canal aérien, soit par l'instrument tranchant, soit par le cautère ac-

tuel, doit être proscrite non pas, parce que lors de la
cicatrisation, il en résultera des rétrécissements incu-
rables (Velpeau) mais, parce que, quelque considérable
que soit la perte éprouvée par la trachée, l'ouverture
devant rester béante peut-être cinquante jours, les
bourgeons charnus ne manqueraint pas de la boucher,
si un corps étranger ne s'opposait pas à cet inconvénient.

Somme toute, l'excision est une mauvaise opération,
à laquelle on devra toujours préférer la simple incision.

MÉTHODE NON SANGLANTE OU THERMIQUE.

1° *Cautère actuel.*

Le cautère actuel a donné lieu à deux procédés : celui
de St-Germain qui a pratiqué avec le cautère olivaire et
en un temps la laryngotomie crico-thyroïdienne, au
lieu d'élection de Lenoir, Vicq d'Azyr, Desault et Bichat
(*Gaz. des hôp.*, 1874) et celui de Muron qui opère couche
par couche. Ce dernier n'est autre que le procédé de
Verneuil dans lequel le galvano-cautère a fait place
au cautère actuel.

Disons que Collineau, partisan de la méthode brusque
avait déjà fait en 1829 des expériences sur les chiens,
et que d'autre part Dujardin de Lille en 1856 proposait
les caustiques pour la trachéotomie.

Dans le procédé rapide, on se sert d'une lampe à al-
cool ou mieux d'une lampe éolypile à double courant.

La tête est placée dans l'extension. Le point de repère est situé sur la ligne médiane à 2 millimètres au-dessus du cricoïde.

On plonge le cautère rouge-cerise au milieu de la membrane crico-thyroïdienne, ce qui détermine un petit orifice rond, et l'on introduit le dilatateur et la canule après avoir divulsé la membrane crico-thyroïdienne. On n'a pas, dit St-Germain, une goutte de sang. La plaie ne s'étend pas en longueur, les eschares étant très-limitées au niveau de la membrane crico-thyroïdienne et la cicatrisation est rapide.

Dans le procédé lent (Muron, Ranse et Laborde) le cautère à boule est remplacé par un cautère cultellaire. Il faut 2 cautères pour arriver à la trachée. L'eschare trachéale, dit Boissier, peut rendre la cicatrisation plus lente. Le cautère actuel est facile à se procurer, sa préparation est des plus simples (Héral). Rien de plus juste. Mais, dit Poinsot, il ne garde pas longtemps sa chaleur et si on procède couche par couche, pour qu'à la fin de l'opération il ait une température suffisante, il faut ou bien qu'il soit surchauffé au début, ou qu'on change d'instrument. Il s'éteint dès qu'il est dans le sang, et il peut y en avoir une certaine effusion.

Enfin outre que chez les enfants, l'espace crico-thyroïdien n'est pas assez large pour recevoir une canule (Charrier), le rayonnement dans les deux procédés est intense et porte son effet au loin. Nous ne ferons que signaler l'influence fâcheuse de la chaleur sur les cordes vocales, la possibilité de léser immédiatement les cartilages, les cordes vocales et la muqueuse laryngée, les ulcérations, enfin la perforation possible de la paroi postérieure de la trachée.

Du reste St-Germain a renoncé à ce procédé et les partisans de l'incision couche par couche ne l'ont pratiquée que sur des animaux.

2º. *Galvano-cautère et anse galvanique.*

La méthode par le galvano-cautère comprend deux procédés distincts : Le premier, le meilleur d'après Héral, consiste à inciser de la périphérie vers les parties profondes (Verneuil). Le deuxième, où l'on opère en sens inverse (Amussat).

Chauffé au rouge clair, le galvano-cautère n'a que des propriétés hémostatiques insignifiantes et divise les vaisseaux comme le bistouri. Il faut donc ne le porter qu'au rouge sombre. On se sert à cet effet d'une pile de Grenet perfectionnée.

Le couteau galvanique doit être constitué par un fil de platine d'au moins 1 millimètre, simplement replié et gardant sa forme cylindrique. Le cou est placé dans l'extension forcée. L'opération dont la durée est de 4 ou 5 minutes se compose de trois temps : 1º Incision de la peau et des parties molles ; 2º Incision de la trachée ; 3º Introduction de la canule.

Toute artère coupée avec le couteau galvanique et qui donne du sang, doit être liée, règle qui s'applique aussi aux grosses veines. On divisera les anneaux trachéaux chez l'adulte avec le couteau galvanique ; on n'a pas observé après cette manœuvre de nécrose partielle des cartilages, ni de retard apporté à la cicatrisation définitive.

Voyons quels sont les avantages qu'on a attribués au galvano-cautère.

Exécutée par ce moyen, dit Héral, la trachéotomié a fourni d'excellents résultats au point de vue du manuel opératoire, ce qui permet de généraliser cette opération en la rendant plus simple et moins effrayante. Faite dans des conditions régulières (volume, forme et température du fil galvanique), elle supprime ou diminue énormément l'hémorrhagie immédiate. De la même manière, elle empêche l'introduction de l'air dans les veines.

Quelques cas d'hémorrhagie consécutive ne nous paraissent point susceptibles de l'infirmer. Verneuil de son côté, prétend que les dispositions anatomiques défavorables qui rendent si pénible l'opération au bistouri, n'empêchent pas nécessairement l'efficacité du galvanocautère. Il a rendu des services précieux dans certaines circonstances (tétanos) où le renversement et l'extension forcée de la tête étaient devenus impossibles. A priori, ne semble-t-il pas que dans les cas de polypes intra-laryngés, de croup, il pourra être utilisé avantageusement dans le but non seulement d'éviter l'hémorrhagie, mais encore de modifier les surfaces malades?

L'écoulement sanguin étant nul ou insignifiant, on n'a pas de crainte de voir la canule oblitérée par un caillot (Boissier).

En résumé, la trachéotomie par le galvano-cautère, en tant qu'opération préventive, offre des avantages réels et mérite de fixer l'attention des chirurgiens, surtout comme procédé d'adulte (Verneuil).

Malheureusement, on a eu de nombreux reproches à adresser à ce procédé. Entre autres, il y a celui de diviser trop rapidement les tissus, ce qui amène une rétraction insuffisante dans les parois des vaisseaux, d'où la possibilité d'hémorrhagies ultérieures.

On peut remédier à cet inconvénient, dit Héral, en faisant usage d'un fil de platine ayant des dimensions suffisantes, en divisant avec lenteur, etc. Quoi qu'il en soit, le maniement du galvano-cautère exige peut-être une étude préliminaire avant d'obtenir cette habileté qui fait qu'on dissèque avec cet instrument, aussi aisément qu'avec le bistouri. Le couteau galvanique a mal fonctionné deux fois entre les mains de M. Verneuil lui-même, et l'imperfection de l'hémostase primitive ou définitive s'est montrée dans la moitié des cas. Burns fils conteste absolument la valeur hémostatique du galvano-cautère, et croit même que l'hémorrhagie sera plus abondante avec son emploi, parce que le chirurgien divisera les vaisseaux sans s'apercevoir de leur présence. Lors même, dit-il, qu'on emploie les températures basses, l'hémorrhagie est inévitable, si la lésion atteint des vaisseaux de plus de 1 à 2 m.

Krishaber, d'autre part, conclut dans un mémoire, en s'appuyant sur deux faits personnels, que le galvano-cautère, malgré sa puissance hémostatique incontestable, ne procure pas la sécurité des ligatures et expose aux hémorrhagies consécutives. Ceci est d'autant plus remarquable que, l'hémorrhagie secondaire est sinon inconnue (M. Millard n'en a jamais observé), au moins très-rare dans les opérations faites au bistouri (Verneuil).

Le couteau galvanique 'a été critiqué encore par Tillaux, Saint-Germain, Desprès, Courty, Chassaignac, Labric, Follin, Boissier, Poinsot, Dudon, etc.

Avec le galvano-cautère, dit Tillaux, les interstices celluleux, la graisse, les muscles même prennent une teinte uniforme, et tous les points de ralliement disparaissent. Ce chirurgien a constaté, après l'emploi de la galvano-caustique thermique, de larges eschares audevant du cœur.

Saint-Germain et Labrie en ont fait deux tentatives malheureuses. Leurs opérés ont présenté de grandes eschares. Aussi, pour eux, ce moyen est-il impraticable chez l'enfant. L'opéré de M. Krishaber, de son côté, avait un agrandissement considérable de sa plaie par suite de la mortification des tissus avoisinants.

Chassaignac trouve le manuel opératoire très-compliqué, exigeant des appareils qu'on ne peut se procurer partout et une habitude de chauffer le couteau juste au degré voulu, qui est difficile à acquérir, puisque M. Middeldorpff, en faisant ses expériences sur des animaux, se trompait quelquefois. Courty, tout en faisant remarquer que le maniement du galvano-cautère est difficile ajoute que cet appareil est absolument incertain dans son fonctionnement. Boissier, qui trouve l'appareil compliqué et l'opération rendue plus longue, se demande s'il ne peut en résulter des dangers pour l'intégrité de la voix. Enfin, pour Poinsot, outre que l'appareil est peu portatif, il n'est pas toujours possible de préparer d'avance l'instrument dont on doit se servir. De plus, le commun des praticiens ne saurait posséder un instrument coûteux, fort sujet à se déranger, et demandant un entretien très-exact.

Les *réflexions précédentes sont parfaitement justes*; cependant, nous croyons qu'au point de vue de la perte du sang, le galvano-cautère peut rendre un bon service; en supprimant l'écoulement sanguin, il rend l'opération plus facile et moins périlleuse. La conduite de M. Verneuil doit être imitée, mais elle ne détrônera jamais le bistouri, à cause de la rareté des appareils galvano-caustiques, de leur prix élevé, de la difficulté de s'en servir; l'incision par le bistouri restera la méthode générale, le *galvano-cautère* ne sera qu'un *instrument d'exception* (Follin, Dudon).

Nous en dirons autant de l'anse galvanique qui, pourtant, d'après Verneuil, a un pouvoir hémostatique plus grand; qu'on nous permette de donner à son sujet quelques indications que nous empruntons au traité d'Amussat (de la galvano-caustique thermique). Il ne faut exagérer ni la petitesse du fil, ni l'élévation de température, et ne pas employer le mouvement de scie, car alors la section étant trop prompte, on s'expose à un écoulement sanguin.

On doit exercer sur le fil une certaine traction, de manière à produire un tassement. Lorsque l'anse galvanique est en place, en rapprochant l'une vers l'autre ou en éloignant les deux pinces dans lesquelles est passé le fil, en courbant ou en redressant ce fil, on peut activer la section en longueur ou en profondeur. Le diamètre du fil, devant être en rapport avec le volume des vaisseaux, varie nécessairement.

Pour exécuter plus facilement la trachéotomie avec l'anse galvanique, il faut la faire en deux temps. Dans le premier, on pratique la section des parties molles jusqu'à la trachée. Dans le second on coupe rapidement les anneaux, en élevant la température du fil et en lui imprimant un mouvement de va-et-vient. Pour les adultes, lorsqu'il y a un volume notable de vaisseaux de la turgescence, etc., il convient de tasser les tissus sur le fil, avec un corps cylindrique.

La section rapide des anneaux de la trachée est faite avec plus de sécurité en ayant un fil d'attente. D'après Monod (thèse d'agrégation, 1875), la réaction que provoque l'anse galvanique est presque nulle.

Amussat a fait par ce moyen, une trachéotomie qui a été suivie de guérison et que nous avons mentionnée déjà.

V. *Thermo-cautère.*

Au commencement de l'année actuelle, M. le Dr Poinsot, de Bordeaux, jeune chirurgien, plein d'avenir, et auteur déjà de mémoires très-estimés, envoyait à la Société de chirurgie de Paris, un travail sur la trachéotomie par le thermo-cautère. C'est par lui que la première opération avec ce nouvel instrument, a été faite le 10 août 1876. Depuis, son exemple a été suivi et nous lisons dans son travail, la liste des auteurs qui ont employé ce procédé thermique.

Nous nous sommes, quant à nous, informé des quelques opérations qui, cette année, ont été faites chez nous par le thermo-cautère. Elles sont au nombre de 9, qui, ajoutées à celles dont parle Poinsot, font un chiffre de 25 opérations. On comprend qu'il est difficile de porter un jugement sur un chiffre aussi restreint, et qu'on ne peut comparer, au moyen d'une statistique, la méthode sanglante et la méthode thermique. La théorie fait prévoir des résultats que la pratique n'a pas fait encore observer.

Nous allons néanmoins dire quels sont les avantages qu'on a cru trouver dans le thermo-cautère, et d'autre part, les reproches qu'on lui a adressés.

Le thermo-cautère, dit Poinsot, conserve sa chaleur après avoir été plongé dans un liquide ; son rayonnement est faible, bien que réel. Il ne se dérange pas et est assez portatif. Peu de réaction succède à son emploi (Demons). Les bords de la plaie n'ont pas besoin d'être écartés. Le thermo-cautère, en effet, fournit une plaie en entonnoir (Lande). Quand on emploie le procédé ordinaire, les crochets dérayent quelquefois, ce qui est une perte de temps ; de plus, l'adjonction d'un certain nombre d'assistants est nécessaire. Enfin d'après Poinsot, la cautérisation produite par le couteau thermique, serait avantageuse en prévenant dans une certaine mesure l'envahissement de la plaie par la diphthérie.

Dans la discussion qui a eu lieu le 30 mai 1877, à la Société de chirurgie, lorsque Saint-Germain a lu son rapport sur le mémoire de Poinsot, MM. Verneuil et Krishaber se sont montrés partisans du thermo-cautère. Pour Verneuil : 1° par ce moyen on ne perd pas de sang ; 2° les guérisons sont plus nombreuses ; 3° si la cicatrisation est plus longue, c'est un résultat peu important. Pour Krishaber, la cicatrisation s'opère dans le même laps de temps ou à peu près. Sa préférence est pour le

Moreau.   9

thermo-cautère, toutes les fois qu'il s'agit de malades atteints d'affections chroniques du larynx avec troubles respiratoires prolongés qui ont pour conséquence constante une vascularisation considérable des tissus mous du cou. M. Rochard qui se demande quels sont les obstacles qu'on peut rencontrer chez l'adulte, et quel besoin il y a d'employer le thermo-cautère, comprend qu'on y ait recours chez l'enfant, l'opération étant chez lui bien plus délicate. Mais, répond avec justesse M. Saint-Germain, ce qui préoccupe chez l'adulte, c'est l'hémorrhagie. C'est donc plutôt chez lui que le thermo-cautère hémostatique pourrait trouver son emploi.

Quoi qu'il en soit, voici les conclusions du travail de M. Poinsot :

« 1° La trachéotomie pratiquée avec le bistouri, soit par le procédé rapide (en un temps), soit par le procédé lent, donne lieu dans la majorité des cas à une hémorrhagie plus ou moins abondante qui gêne le chirurgien et a pu souvent faire périr le malade.

Elle peut aussi être suivie d'hémorrhagies secondaires dont la terminaison a été quelquefois fatale.

2° La trachéotomie par le tranchant rougi (galvano-cautère, thermo-cautère) supprime dans la majorité des cas l'hémorrhagie immédiate ; elle permet plus souvent encore de n'ouvrir la trachée que lorsque la plaie est à sec.

Quand l'hémorrhagie se produit en grande abondance et dans les insuccès moyens, le chirurgien se trouve simplement obligé de recourir au bistouri et dans des conditions qui ne sont guère moins bonnes que s'il y avait eu recours d'emblée.

3° L'hémorrhagie secondaire plus fréquente avec le tranchant rougi qu'avec le tranchant ordinaire a été toujours insignifiante.

4° Les eschares sont efficaces pour protéger la plaie contre l'envahissement diphthéritique. Elles n'acquièrent une étendue exagérée que si l'opération est faite trop lentement, et le couteau rougi laissé trop longtemps au contact des tissus.

5° La réaction locale est modérée; les accidents phlegmoneux sont au moins aussi rares qu'avec le bistouri.

6° La trachée doit être incisée avec le bistouri après avoir été dénudée avec le thermo-cautère.

On évite ainsi l'action du rayonnement sur la muqueuse trachéale, la perforation possible de la paroi postérieure de la trachée, la perte de substance ou la nécrose des cartilages.

7° Le thermo-cautère, par la simplicité de son maniement, ses dimensions exiguës, son prix relativement peu élevé doit être préféré au galvano-cautère, dans l'opération de la trachéotomie. »

Nous ne partageons pas absolument les opinions émises par M. Poinsot. D'abord la première proposition est évidemment exagérée, et si le seul cas de mort par hémorrhagie secondaire observé par Krishaber, incombe au bistouri, il faut bien avouer que ce chirurgien n'a pas eu de chance. Nous avons déjà dit ce que nous pensions de l'hémorrhagie primitive, aussi remplacerions-nous volontiers les mots « *majorité des cas* et *souvent* » par *exceptionnellement*.

Et d'ailleurs quand les vaisseaux ont un certain volume, sectionnés aveuglément par le thermo-cautère, ils peuvent donner lieu à une hémorrhagie immédiate, comme M. Poinsot en rapporte lui-même deux cas, et comme nous avons pu nous en rendre compte dans une opération faite à l'hôpital Saint-André par M. Dubourg, actuellement chef interne.

De plus, nous croyons avec Saint-Germain que, si dans certains cas, on est obligé de recourir au bistouri, les conditions sont beaucoup plus défavorables. La perte de sang et la brûlure ne peuvent être en effet que nuisibles.

La troisième proposition de M. Poinsot n'est pas à l'avantage du thermo-cautère.

Tant qu'à la quatrième, il est très-problématique que les eschares protégent la plaie.

La cautérisation est sans action pour prévenir l'action des fausses membranes (Bourdillat).

Pour ce qui est de l'élimination de ces eschares, la mort rapide des opérés de Poinsot a empêché de la constater, et, les malades qui ont guéri, présentaient l'un une eschare de deux centimètres de large, l'autre une plaie de quatre centimètres sur cinq centimètres et demi, bien que Poinsot ait opéré vite (Saint-Germain). La cause de la largeur et de la profondeur des eschares, serait, dit-on, la cautérisation directe et interstitielle due à l'ébullition de la graisse. Pourtant l'enfant observé par Paulet avait un cou long et maigre. De plus il présentait tous les degrés de la brûlure, ce qui semblerait contredire l'assertion que la réaction locale est modérée.

Il faut bien considérer en effet que le thermo-cautère ne brûle pas seulement par son extrémité, mais aussi par ses faces latérales ; plus il sera chauffé, plus les désordres seront grands. Aussi M. Cusco a-t-il l'habitude de ne le porter qu'à une température relativèment assez basse, et de couper les tissus en tenant l'instrument perpendiculaire à leur direction.

La trachée doit être incisée avec le bistouri (Verneuil, Denucé, Poinsot, Lande, Dudon). En effet, chez l'enfant avant 7 ans, 10 ans même, on a devant soi une trachée cartilagineuse. Le cartilage brûle par le cautère ; on risque une perte de substance et un rétrécissement ultérieur. Chez un adulte, les anneaux cartilagin eux sont ossifiés et il devient impossible de les diviser avec le thermo-cautère (Dudon). Dans l'opération de la trachéotomie, il est prudent d'abandonner le thermo-cautère pour ouvrir la trachée. Là, le bistouri reprend ses droits. (*Gaz. méd.*, Bordeaux.)

Bien que nous pensions avec M. Poinsot que le thermo-cautère doive être préféré au galvano-cautère dans l'opération de la trachéotomie, nous ne saurions conseiller de le substituer au bistouri.

La béance de la plaie, plus considérable après les procédés thermiques, la tuméfaction concòmitante des tissus mous, par suite l'élargissement de la surface suppurante sont des faits fâcheux. Nous ne pensons pas qu'en incisant la trachée avec le bistouri, on puisse observer une mortification de la partie antérieure des premiers anneaux et par suite un cornage persistant et une hernie de la peau dans l'arbre trachéal. Mais la longueur de l'instrument, le désavantage qu'il a sur le bistouri de ne pas permettre de le guider avec l'ongle, outre les désavantages que nous avons signalés, nous font avec Saint-Germain proscrire le thermo-cautère dans ses applications à la trachéotomie pratiquée sur l'enfant et sur l'adulte.

Nous restons attaché, comme Desprès, à la trachéotomie avec le bistouri.

La méthode non sanglante ne sera jamais qu'une suprême ressource; il faut, pour l'employer, une absolue nécessité (Gourgeaux, thèse). L'instrument tranchant constitue toujours la méthode la plus générale à laquelle ou doit avoir recours, sauf indications contraires. Il a pour lui la promptitude et la sûreté d'exécution. Avec lui, la douleur est faible ou négligeable ; les hémorrhagies primitives ne constituent pas, sauf quelques cas spéciaux, un obstacle sérieux ; les hémorragies consécutives sont moins fréquentes ; la réunion immédiate possible. Par les méthodes rivales, les accidents des plaies ne sont pas sûrement conjurés (Broca. — Thèse de Monod, 1875 ; Etude comparative des diverses méthodes de l'exérèse.)

Sans prétendre avec Jules Rochard (*Histoire de la chirurgie française au* xix⁰ *siècle*), que recourir à la cautérisation, à l'écrasement pour pratiquer des opérations délicates où le chirurgien n'a pas trop de toute son attention et de toute sa dextérité, c'est une aberration, nous pensons avec lui que de tous les moyens de diviser les tissus vivants, le bistouri sera toujours le plus simple, le plus rationnel, le plus chirurgical en un mot.

Conclusions. — *En résumé*, la trachéotomie n'est dangereuse ni par elle-même, ni par ses suites.

Pour ce qui regarde le croup en particulier, jamais quand il est confirmé, il ne guérit sans opération.

La méthode qu'on devra employer dans l'immense majorité des cas, est la méthode dite sanglante, ou par le bistouri.

Le procédé sera le procédé classique de Trousseau, ou procédé lent, tel que nous l'avons décrit.

Si l'asphyxie était imminente, on pourrait avoir recours au procédé mixte de Bourdillat.

Au moment où nous allons livrer notre thèse à l'impression, nous voyons dans le *Dublin journal of medical science*, l'analyse d'une thèse sur l'intervention chirurgicale dans le croup, par Glynn Whittle (oct. 1877).

A. Parent, imprimeur de la Faculté de Médecine, rue Mr-le-Prince, 31.

Des diarrhées chroniques, et de leur traitement par les Eaux de Plombières, par le docteur BOTTENTUIT, ancien interne des hôpitaux de Paris, rédacteur en chef de la *France Médicale*, médecin consultant aux eaux de Plombières, etc. In-8° 2 fr.

Guide médical aux Eaux de Plombières, par les docteurs BOTTENTUIT et HUTIN, avec 18 gravures et un plan des environs. Edition Diamant, reliée 3 fr.

Traité pratique des maladies des reins, par S. ROSENSTEIN, professeur de clinique médicale à Grœningue, Traduit de l'allemand par les docteurs BOTTENTUIT et LABADIE-LAGRAVE, 1 vol. in-8....................................... 10 fr. »
    Cartonné... 11 fr. »

Le diabète sucré et son traitement diététique, par A. CANTANI, professeur et directeur de clinique médicale à l'Université royale de Naples. Ouvrage traduit et annoté par le Dr H. CHARVET. 1 vol. in-8, avec 3 planches. Broché..... 8 fr. »

Maladies chirurgicales du pénis, par J.-N. DEMARQUAY, chirurgien de la Maison municipale de santé, membre de l'Académie de médecine. Ouvrage publié par les docteurs G. VŒLKER et J. CYR. 1 vol. in-8, avec figures dans le texte et 4 planches en chromolithographie. Broché........................ 11 fr. »
    Cartonné .... 12 fr. »

Leçons de clinique médicale, faites à l'hôpital de la Charité, par le professeur JACCOUD. 1 fort vol. in-8 de 878 pages, avec 29 figures et 11 planches en chromolithographie, 3e édition, avec un joli cartonnage en toile.................... 16 fr.

Leçons de clinique médicale, faites à l'hôpital Lariboisière par le professeur JACCOUD 2e édit. 1 vol. in-8 accompagné de 10 planches en chromolith. Cartonné. 16 fr.

Traité d'anatomie descriptive, avec figures intercalées dans le texte, par PH.-C. SAPPEY, professeur d'anatomie à la Faculté de médecine de Paris, etc. 3e édition entièrement refondue, 4 vol. in-8. 1876-1877................. 160 fr.
    Cartonné.. 65 fr.
    Quelques exemplaires sur papier velin................. 80 fr.

Leçons de clinique obstétricale, professées à l'hôpital des Cliniques, par le Dr DEPAUL. professeur de clinique d'accouchements à la Faculté de médecine de Paris, membre de l'Académie de médecine, rédigées par M. le D^r DE SOYRE, chef de clinique, revues par le professeur. 1 vol. in-8, avec figures intercalées dans le texte .... 16 fr. »

Clinique médicale, par le Dr GUENEAU DE MUSSY, médecin de l'Hôtel-Dieu, membre de l'Académie de médecine, etc. 2 vol. in-8................... 24 fr. »

Traité pratique des maladies du larynx, précédé d'un Traité complet de laryngoscopie, par le D^r CH. FAUVEL, ancien interne des hôpitaux de Paris. 1 vol. in-8, avec 144 figures dans le texte et 20 planches, dont 7 en chromolithographie. Broché................ .... 20 fr. »
    Cartonné... 21 fr. »

L'ancienne Faculté de médecine de Paris, par M. CORLIEU. 1 vol. petit in-8, de 283 pages. 1877.. 5 fr. »

Les causes de la gravelle et de la pierre étudiées à Contrexéville pendant neuf années de pratique médicale, par DEBOUT. 1 vol. in-8 de 138 pages avec 32 figures dans le texte. 1876................................ 3 fr. »

Essai sur les variations de l'urée et de l'acide urique dans les maladies du foie, par GENEVOIX. In-8 de 107 pages. 1876................... 2 fr. 50

Traité d'anatomie pathologique, par M. LANCEREAUX, professeur à la Faculté de médecine de Paris, médecin des hôpitaux, etc. Tome 1er. Anatomie pathologique générale. 1 fort vol. in-8 de 838 pages avec 267 figures intercalées dans le texte. 1877. 20 fr. Cartonnée.............................. 21 fr. »

Leçons sur les affections de l'appareil lacrymal comprenant la glande lacrymale et les voies d'excrétion des larmes, par MM. PANAS et CHAMOIN. 1 vol. in-8 avec figures dans le texte. 1877................................ 5 fr. »

Leçons cliniques sur les maladies du cœur, professées à l'Hôtel-Dieu de Paris, par M. BUCQUOY. *Troisième édition*, 1 vol. in-8 de 170 pages, avec figures dans le texte, cartonné en toile. 1873................................ 4 fr. »

Leçons cliniques sur la syphilis étudiée plus particulièrement chez la femme, par M. Alfred FOURNIER, professeur agrégé, médecin de l'hôpital de Lourcine. 1 fort vol. in-8 avec tracés sphygmographiques. 1873. Br. 15 fr. Cart....... 16 fr. »

Fracator : la Syphilis, 1530 ; le Mal français, 1546, par FOURNIER : traduction et commentaire. 1 vol. in-12 de 210 pages. 1870............. 2 fr. 50

Paris. — A. PARENT, imprimeur de la Faculté de Médecine, rue M.-le-Prince, 29-31.